Erste Hilfe

W0333126

ADAC
Ratgeber

Erste Hilfe

Alles, was Sie wissen müssen

Der vorliegende Ratgeber ist sorgfältig erarbeitet worden. Dennoch erfolgen alle Angaben ohne Gewähr. Weder Autoren noch Verlag übernehmen für eventuelle Nachteile oder Schäden, die aus den im Buch gegebenen Hinweisen resultieren, eine Haftung.

Das Buch einschließlich aller seiner Teile ist urheberrechtlich geschützt. Jede Verwendung außerhalb der engen Grenzen des Urheberrechtsgesetzes ist ohne Zustimmung des Verlages unzulässig und strafbar. Das gilt insbesondere für Vervielfältigungen, Übersetzungen, Mikroverfilmungen und die Verarbeitung in elektronischen Systemen.

© 2007 ADAC Verlag GmbH, München
© 2007 Heinrich Hugendubel Verlag, Kreuzlingen/München
Alle Rechte vorbehalten
Autoren: Dr. Wolfgang Burgaß, Florian Fischer,
Frederic William, Kai Lorenz, Dr. Almut Schönermarck
Redaktion: Cornelia Schubert (Leitung)
Fachliche Beratung: Professor Dr. Peter Sefrin, Dr. Wolfram Hell
Umschlaggestaltung: ZERO Werbeagentur, München
Umschlagmotiv: FinePic, München
Abbildungen im Buch: ADAC: 24, 204;
ADAC/Reiner Pohl, München: 27, 28, 29, 32, 33, 47, 49, 52,
55 o., 62 r.;
DRK e.V., Berlin: 55 u.;
Reader's Digest: 36, 38, 43, 45, 46, 62 l., 67, 69, 78
Satz: Atelier Georg Lehmacher, Friedberg (Bay.)
Druck und Bindung: Alcione, Lavis
Printed in Italy
ISBN 978-3-89905-564-1

Inhalt

Geleitwort

Notfälle ereignen sich im Umfeld des Einzelnen relativ selten und stellen eine Ausnahmesituation für alle Beteiligten dar. Aus diesem Grund werden die dafür notwendigen Maßnahmen häufig verdrängt. Wenn dann plötzlich doch ein Notfall eintritt, sind viele unfähig zu helfen – nicht weil sie nicht wollen, sondern weil sie nicht wissen, was jetzt die richtige Maßnahme wäre.

Eine Auffrischung der Kenntnisse in den Erste-Hilfe-Maßnahmen ist deshalb eine wichtige Grundlage für den Fall der Fälle. Dieser Ratgeber hilft Ihnen dabei und weist Ihnen in einem Notfall den richtigen Weg. Beim Vorliegen einer Schädigung gibt er Ihnen den entscheidenden Hinweis, was jetzt die richtige Hilfemaßnahme ist. Gleichzeitig nimmt er Ihnen die Angst davor, etwas falsch zu machen. Dies ist den kompetenten Autoren dieses Ratgebers wichtig, denn sie haben aus ihrer Erfahrung als Mediziner und Notärzte Notfälle erlebt und kennen die Folgen einer unterlassenen Hilfeleistung.

Es ist ganz natürlich, wenn man nach der Teilnahme an einem Erste-Hilfe-Kurs einiges wieder vergisst. Untersuchungen der Universität Würzburg haben gezeigt, dass man sich zwei Jahre nach dem Besuch eines

Erste-Hilfe-Kurses an 50 % des Erlernten nicht mehr erinnert. Der Blick in diesen Ratgeber frischt das Wissen wieder auf und gibt Ihnen Sicherheit für einen Notfall, der auch einen Ihrer Angehörigen treffen könnte.

Bei einem Unfall im Straßenverkehr geht es nicht nur um die Hilfe für den Betroffenen. Hierbei müssen Sie auch an Ihre eigene Sicherheit denken. Wie man sich in einer solchen Situation richtig verhält, wird ebenfalls in diesem Ratgeber beschrieben.

Bedenken Sie, dass Sie in einem Notfall nicht allein gelassen werden, wenn Sie rechtzeitig einen Notruf absetzen und damit Hilfe rufen. Nicht umsonst heißt es „Erste Hilfe“, der schnell die professionelle Hilfe folgt. Im Durchschnitt steht Ihnen diese Hilfe nach zwölf Minuten zur Verfügung. Lediglich die ersten Minuten müssen durch einfache Hilfsmaßnahmen überbrückt werden. Schauen Sie deshalb in diesen Ratgeber und machen Sie sich fit! Alle Hilfsorganisationen bieten auch Kurse an, in denen Sie die wichtigsten Handgriffe erlernen oder auffrischen können, mit denen Sie eventuell Leben retten.

Würzburg, März 2007

Professor Dr. med. Peter Sefrin
Vorsitzender der Arbeitsgemeinschaft der
in Bayern tätigen Notärzte (agbn)

Einleitung

Erinnern Sie sich noch an Ihren Kurs „Lebensrettende Sofortmaßnahmen“, den Sie nachweisen mussten, um sich für die Führerscheinprüfung anmelden zu können? Wenn Sie sich damals aufgrund der Informationsfülle überfordert fühlten und sich daher insgeheim keine Erste-Hilfe-Leistung zutrauen, gibt es nun die gute Nachricht: Die Vorgaben für die Erste Hilfe sind in den letzten Jahren einfacher geworden. Insbesondere die lebensrettenden Sofortmaßnahmen sind nicht schwer zu erlernen. Wichtig zu wissen ist, dass Sie mit wenigen Handgriffen viel erreichen können. Wenn Sie diese mit dem schnellen Ruf nach professioneller Hilfe, dem Notruf, ergänzen, haben Sie die besten Voraussetzungen dafür geschaffen, dass ein Verletzter gut und rasch versorgt wird.

Dieser Ratgeber soll Ihnen helfen, vorhandenes Wissen aufzufrischen und damit die Scheu vor der Ersten Hilfe zu verlieren. Hier werden die wichtigsten Handgriffe der Ersten Hilfe, basierend auf der derzeit gültigen Version des European Resuscitation Council (ERC), anschaulich dargestellt. Sie werden feststellen, dass man kein Studium der Medizin braucht, um entscheidend zu helfen. Die Angst, Erste Hilfe zu leisten, ist also völlig unbegründet. Vielmehr ist es mit nur wenigen Grundlagen und der gebotenen Sorgfalt leicht möglich, die Zeit bis zum Eintreffen des Rettungsdienstes sinnvoll zu überbrücken. Schon allein durch Trost und Zuspruch ist in den meisten Fällen viel gewonnen. Übrigens: Sie als Ersthelfer sind im Rahmen der Ersten Hilfe durch Länder und Gemeinden unfall- und haftpflichtversichert, falls Ihnen dabei persönlich etwas zustoßen sollte.

Da sich Notfälle nicht allein auf den Straßenverkehr beschränken, werden in diesem Ratgeber ebenfalls Maßnahmen erläutert, die bei Notfällen im häuslichen Bereich, in der Freizeit oder der Arbeit sowie bei Erkrankungen wichtig sind. Auch hierbei gilt der Grundsatz: Sie können keinen größeren Fehler begehen, als nichts zu tun!

Eine weitere Motivation soll Ihnen noch mit auf den Weg gegeben werden: Stellen Sie sich vor, ein Notfall würde jemanden aus Ihrem persönlichen Umfeld oder gar Sie selbst betreffen. Dann sollte ja auch keine Zurückhaltung bei der unverzüglichen Hilfeleistung geübt werden.

Erste Hilfe ist einfach

Alle Maßnahmen, die ohne aufwendige technische Hilfsmittel durchgeführt werden können – angefangen beim Absichern der Unfallstelle und dem richtigen Absetzen des Notrufs (der Meldung des Notfalls) bis hin zur stabilen Seitenlage oder der Herz-Lungen-Wiederbelebung –, werden unter dem Begriff „Erste Hilfe“ zusammengefasst. Wenn Sie diesen Ratgeber durchblättern, werden Sie feststellen, dass die hierin beschriebenen und illustrierten Erste-Hilfe-Maßnahmen niemanden vor größere Probleme stellen. Einschränkungen gibt es nur wenige und Fehler sind bei Laienmaßnahmen fast nicht möglich. Es sei denn, es wird nichts getan.

Eine der wenigen Einschränkungen der Ersten Hilfe ist der Grundsatz, dass der Ersthelfer sich durch seine Hilfeleistung nicht selbst in Gefahr bringen sollte (Selbstschutz). Auch hierauf wird in diesem Band an entsprechender Stelle eingegangen.

Ein wichtiger Aspekt der Ersten Hilfe ist es, mit Ihrem Einsatz die Zeit zu überbrücken, bis professionelle Hilfe eintrifft. Dieser Zeitraum kann unterschiedlich lang sein und ist abhängig davon, wo sich der Notfall ereignet hat und welche Rettungsmittel der zuständigen Rettungsleitstelle zur Verfügung stehen. Je früher

Sie den Notruf absetzen (den Notfall melden), desto früher sind professionelle Helfer vor Ort. Ersthelfer stellen also die entscheidenden Weichen für das Anlaufen und den Erfolg der sogenannten Rettungskette.

Es gibt übrigens praktisch keinen Fall, in dem ein Laie aufgrund seiner Hilfeleistung rechtskräftig verurteilt worden ist. Wenn Sie nach bestem Wissen und mit der gebotenen Sorgfalt handeln, haben Sie nichts zu befürchten. Auch die Sorge, wegen einer fehlerhaften Ersten Hilfe juristisch belangt zu werden, ist im deutschen Rechtssystem unbegründet.

Die Rettungskette

Die Rettungskette soll veranschaulichen, dass jeder der Schritte bei der Versorgung eines Notfalls von dem vorhergehenden abhängig ist. So wichtig die Erste Hilfe ist, so wichtig ist auch der nächste Schritt, nämlich die Maßnahmen, die der Rettungsdienst, der Notarzt und die Feuerwehr ergreifen. Vielfach ist mit speziellen Medikamenten und Geräten eine Fortsetzung der Maßnahmen oder aber ein rascher Transport in eine spezialisierte Klinik notwendig. Damit das geschehen kann, müssen Sie schnellstmöglich einen Notruf absetzen. Sie als Ersthelfer sind das erste und damit entscheidende Glied in der Rettungskette. Sie tragen maßgeblich zur erfolgreichen Rettung der Betroffenen bei.

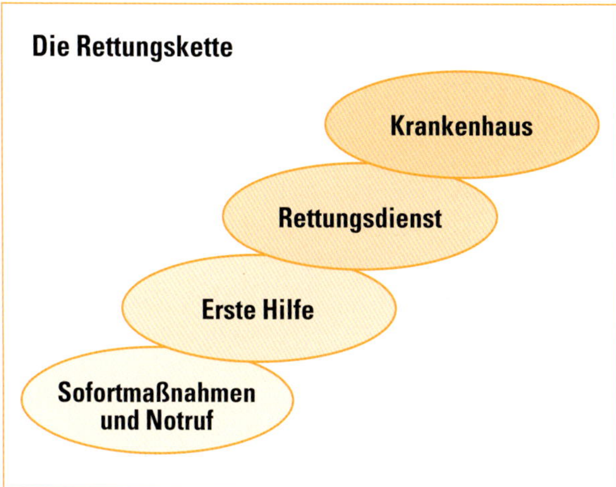

Wie Glieder einer Kette greifen die Schritte bei der Versorgung eines Notfalls ineinander. Der Ersthelfer als erstes Glied in der Rettungskette trägt entscheidend zum Erfolg der Rettung eines Betroffenen bei.

Der Notruf – Alarmierung des Rettungsdienstes

Damit keine Versorgungslücke entsteht, müssen Sie schnellstmöglich professionelle Hilfe rufen und gezielt Informationen zum eingetretenen Notfall weitergeben. Hierzu dient die richtige Notfallmeldung (siehe S. 18 f.). Es stehen Ihnen verschiedene Notrufmöglichkeiten zur Verfügung.

Handy

Der Griff zum eigenen Handy (sofern vorhanden) ist die schnellste Möglichkeit, einen Notruf abzusetzen. Mit der Notrufnummer 112 gelangen Sie über ihr Handy (Mobiltelefon nach GSM-Standard) europaweit immer an eine Notrufzentrale.

!

Wichtig!

Bei Handys funktioniert die Nummer 112 auch mit fehlendem Zugangscode und bei Kartenhandys sogar mit abgelaufener oder nicht eingelegter Karte – vorausgesetzt, ein GSM-Netz ist verfügbar.

Handy einschalten, 112 wählen, Notruf tätigen

Sollten Sie keinen Empfang haben, versuchen Sie schnellstmöglich, eine andere Notrufmöglichkeit zu nutzen. Beauftragen Sie beispielsweise einen Passanten oder einen anderen Verkehrsteilnehmer, für Sie diese Aufgabe zu übernehmen, oder sehen Sie sich nach einem öffentlichen Telefon oder einer Notrufsäule um.

Öffentliche Telefone

Von allen öffentlichen Münz- und Kartentelefonen aus können Sie kostenfrei einen Notruf absetzen. Auch hier gelten die beiden bundeseinheitlichen Notrufnummern 112 und 110. Unter der 112 werden Sie mit der zuständigen Rettungsleitstelle oder der Einsatzzentrale der Feuerwehr verbunden. Die Nummer 110 verbindet Sie mit der nächsten Polizeidienststelle.

Notrufsäulen

An Autobahnen und an manchen Bundesstraßen stehen im Abstand von zwei Kilometern orangefarbene Notrufsäulen. In welcher Richtung sich die nächste Notrufsäule befindet, zeigt ein kleiner schwarzer Pfeil auf den Leitpfosten an. Bei den Notrufsäulen gibt es zwei Typen: ältere und neuere. Bei den älteren muss man den Standort noch angeben. Dieser ist hinter der Klappe vermerkt. Die neueren Säulen verfügen über eine automatische Standorterkennung. Die Funktionsweise ist ausführlich auf den Notrufsäulen beschrieben.

Notfallmeldung

Wesentliche Voraussetzung für eine erfolgreiche Rettung ist eine schnelle und präzise Notfallmeldung, die folgende Angaben enthalten sollte:

Informationen bei einer Notfallmeldung

Wer	**meldet den Unfall?** Nennen Sie Ihren Namen und Ihre Rückrufnummer. So ist gewährleistet, dass die Rettungsleitstelle bei einem Abbruch der Telefonverbindung erneut Kontakt zu Ihnen aufnehmen kann.
Wo	**ist der Unfall oder der Notfall geschehen?** Bitte machen Sie möglichst genaue Angaben zum Ort, zur Straße (möglichst mit Hausnummer und Stockwerk) etc. Gegebenenfalls können Sie auch einen markanten Punkt benennen, der Ihnen auffällt.

Was **ist geschehen?**
Beschreiben Sie die Notfallsituation, damit sich die Leitstelle ein Bild über das Geschehen machen kann.

Wie viele **Personen sind betroffen?**
Dadurch kann die Rettungsleitstelle abschätzen, wie viele Einsatzkräfte und Fahrzeuge vor Ort benötigt werden.

Welche **Verletzungen oder Erkrankungen liegen vor?**
Nennen Sie hier Verletzungen oder Krankheitszustände, die Ihnen aufgefallen sind, z. B. Bewusstlosigkeit, starke Blutungen, Schreie oder auch, dass Personen eingeklemmt sind.

Warten **Sie auf Rückfragen durch die Rettungsleitstelle!**
Legen Sie erst auf, wenn die Rettungsleitstelle den Anruf beendet hat.

Übrigens: Wenn sich im Nachhinein herausstellt, dass alles nicht so schlimm war, werden Sie nicht für den Einsatz des Rettungsdienstes verantwortlich gemacht.

Die wichtigsten Telefonnummern im Notfall

In der Bundesrepublik Deutschland gelten einheitliche Notrufnummern.

110	(Polizei)
112	(Feuerwehr; immer weiter verbreitet Feuerwehr und Rettungsdienst)
19222	(Rettungsdienst)

In manchen Regionen ist der Rettungsdienst unter der Telefonnummer 19222 erreichbar, die Umstellung auf die bundesweit einheitliche Notrufnummer 112 ist jedoch im Gange. Erkundigen Sie sich für Ihre Region nach der richtigen Notrufnummer.

Sollten Sie ins europäische Ausland reisen, bedenken Sie Folgendes: Während die Notrufnummer im Mobilfunknetz europaweit die 112 ist, sind die Notrufnummern von Unfallrettung und Polizei im Festnetz leider immer noch nicht überall vereinheitlicht worden. In den meisten Mitgliedsstaaten der EU erreichen Sie die Unfallrettung jedoch wie in Deutschland unter 112. Ausnahmen sind Bosnien und Herzegowina (94), Bulgarien (150), Italien (118), Österreich (144, Bergrettung 140), Polen (999), Schweiz (144) sowie Spanien (061).

Richtiges Verhalten bei Unfällen

Eigenschutz

Das Wichtigste vorneweg: Egal ob Laienhelfer oder Profi wie Notarzt und Rettungspersonal – oberste Prämisse für jeden Helfer in der Notfallrettung ist immer der Eigenschutz! Denn erstens geht es hierbei um unser höchstes Gut, das eigene Leben und die eigene Gesundheit. Zweitens ist im Notfall niemandem geholfen, wenn statt eines Verletzten gleich mehrere (inklusive des Ersthelfers) versorgt werden müssen. Dass Sie für einen anderen Menschen Ihr Leben und Ihre Gesundheit riskieren, wird (auch juristisch) niemand von Ihnen verlangen.

Absichern einer Unfallstelle

Hat sich ein Verkehrsunfall ereignet und kommen Sie als Erster an die Unfallstelle, ist es für den eigenen Schutz, den aller Betroffenen und auch für den des nachfolgenden Verkehrs zunächst wichtig, die Unfallstelle entsprechend abzusichern. Bitten Sie andere Verkehrsteilnehmer, Ihnen bei den Sicherungsmaßnahmen zu helfen. Achten Sie dabei unbedingt auf Ihre Sicherheit und rechnen Sie besonders bei schlechten Sichtverhältnissen (Dunkelheit, Regen, Nebel) damit, dass nachfolgende Fahrzeuge Sie selbst und die Unfallstelle erst spät erkennen können. Eine Unfallstelle nach einer unübersichtlichen Kurve oder Bergkuppe ist besonders gefährlich.

Checkliste!
Absichern einer Unfallstelle

- Schalten Sie bereits beim (langsamen!) Annähern an eine Unfallstelle frühzeitig den Warnblinker ein, um den nachfolgenden Verkehr zu warnen.
- Stellen Sie Ihr eigenes Fahrzeug in sicherer Entfernung (10–20 m) zur Unfallstelle mit eingeschalteter Warnblinkanlage auf dem Seitenstreifen oder in einer Pannenbucht ab.
- Schalten Sie bei Dunkelheit oder schlechter Sicht das Licht an.
- Steigen Sie mit äußerster Vorsicht und Blick auf den Verkehr aus. Lassen Sie ihre Mitfahrer immer auf der dem Verkehr abgewandten Seite aussteigen.
- Ziehen Sie immer die Warnweste über (erhöht die Sicherheit und wird vom ADAC empfohlen).

- Laufen Sie mit dem aufgeklappten Warndreieck dem nachfolgenden Verkehr entgegen – möglichst hinter der Leitplanke bzw. am äußersten Fahrbahnrand.
- Fordern Sie die nachfolgenden Fahrzeuge durch Handzeichen zum Langsamfahren auf. Machen Sie mit dem zur Straße hin ausgestreckten Arm Auf- und Abwärtsbewegungen in halber Körperhöhe.
- Stellen Sie das Warndreieck (bei mehreren Helfern auch deren Warndreiecke) auf der Landstraße in mindestens 100 m, auf Autobahnen in mindestens 150 m Entfernung gut sichtbar am Straßenrand auf (im Bereich von Kurven, Bergkuppen oder anderen Sichthindernissen ausreichend davor aufstellen).
- Überqueren Sie die Autobahn niemals zu Fuß! (falls unvermeidbar, nur mit äußerster Vorsicht und nur bei frühzeitigem Erkennen herannahender Fahrzeuge!)
- Setzen Sie einen Notruf ab, der alle wichtigen Informationen enthält (siehe S. 18 f.).
- Leisten Sie Erste Hilfe, wenn möglich, hinter der Leitplanke.

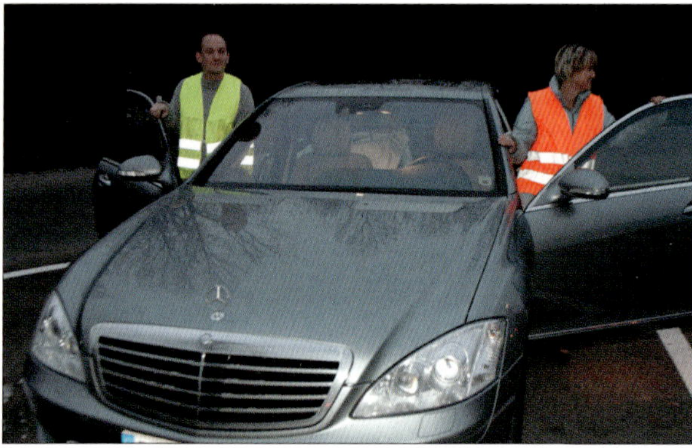

Bei Unfallhilfe in der Dunkelheit sind Sie mit einer Warnweste gut zu erkennen.

Rettung aus Kraftfahrzeugen bei unmittelbarer Gefahr

Eine sofortige Rettung von Verletzten aus einem Fahrzeug ist notwendig und sinnvoll, wenn sich die Person in unmittelbarer (Lebens-)Gefahr befindet und wenn sie nicht im Wagen eingeklemmt ist (andernfalls unverzüglich technische Hilfe/Feuerwehr anfordern).

Eine unmittelbare Gefahr besteht bei

- Bewusstlosigkeit
- fehlender Atmung
- Gefährdung durch das Fahrzeug
- Gefährdung durch die äußeren Umstände (z. B. Fahrzeugbrand, unübersichtliche Unfallstelle, austretende Chemikalien)

!

Merke!

Wenn keine unmittelbare Gefährdung besteht, kann und sollte mit der Rettung aus dem Fahrzeug bis zum Eintreffen des Rettungsdienstes gewartet werden, um zusätzliche Verletzungen so gering wie möglich zu halten.

Sollte ein Auto auf dem Dach oder der Seite liegen, lassen Sie sich möglichst von einem zweiten Helfer unterstützen. Dieser stützt den Verunglückten ab und hält ihn, bevor Sie dessen Gurt lösen. Dadurch werden zusätzliche Verletzungen durch einen ungebremsten Auf-

!

Achtung!

Achten Sie bei der Rettung auf Ihre eigene Sicherheit. Retten Sie ein Unfallopfer aus dem Auto, halten Sie sich dabei nicht zwischen dem Verletzten und dem Lenkrad oder Armaturenbrett und damit im Wirkungsbereich eines noch nicht ausgelösten Airbags auf. Bei nicht eingeklemmten Personen können Sie sich und dem Verletzten mehr Platz verschaffen, indem Sie den Sitz möglichst weit zurückstellen oder die Rückenlehne nach hinten kippen.

prall vermieden. Sollte es aus technischen Gründen nicht möglich sein, einen Verunglückten aus dem Fahrzeug zu retten, bleiben Sie bei ihm und betreuen Sie ihn durch Ansprache, bis der Rettungsdienst eintrifft.

Rettung mit dem Rettungsgriff

Der Rettungsgriff (auch Rautek-Griff genannt) ist eine Erste-Hilfe-Maßnahme. Wenn ein Verletzter sich nicht selbst fortbewegen kann, er aber aus einer Gefahrenlage gebracht werden muss, wendet man diesen Rettungsgriff an. Durch die günstige Hebelwirkung kann man damit Personen bewegen, die deutlich schwerer sind als man selbst.

Der Rettungsgriff kann ebenfalls angewendet werden, um eine liegende Person kräftesparend aus der

Checkliste!
Der Rettungsgriff

- Nähern Sie sich (von vorn), öffnen Sie die Fahrzeugtür und sprechen Sie dabei mit der Person. Sagen Sie ihr, was Sie vorhaben.
- Schalten Sie die Zündung des Wagens aus, lassen Sie aber den Zündschlüssel stecken. Kommen Sie nicht in die Nähe des Airbags, wenn dieser nicht ausgelöst hat.

- Vergewissern Sie sich, dass Beine und Füße des Verletzten nicht eingeklemmt sind.
- Lösen Sie den Sicherheitsgurt oder zerschneiden Sie ihn mit einem Gurtmesser. Um mehr Platz zu schaffen, versuchen Sie, den Sitz zurückzustellen.
- Greifen Sie mit einem Arm zwischen dem Gesäß des Verletzten und der Lehne durch. Fassen Sie ihn an dessen Ihnen abgewandten Hüfte, drücken Sie gleichzeitig am Ihnen nächstgelegenen Knie und drehen Sie den Verletzten mit dem Rücken zu sich.

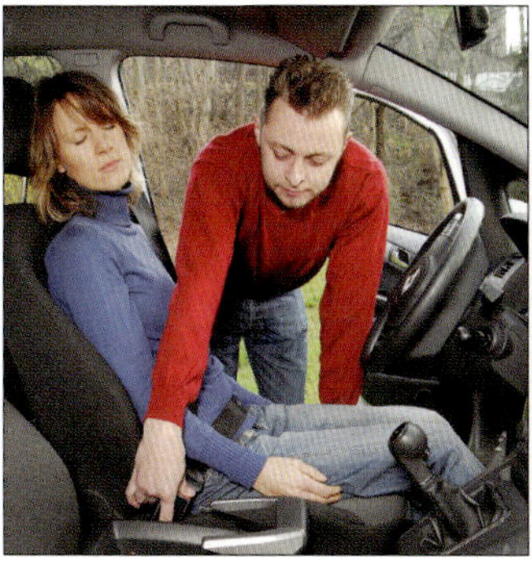

Lösen Sie den Sicherheitsgurt und vermeiden Sie dabei den Wirkungsbereich des Airbag.

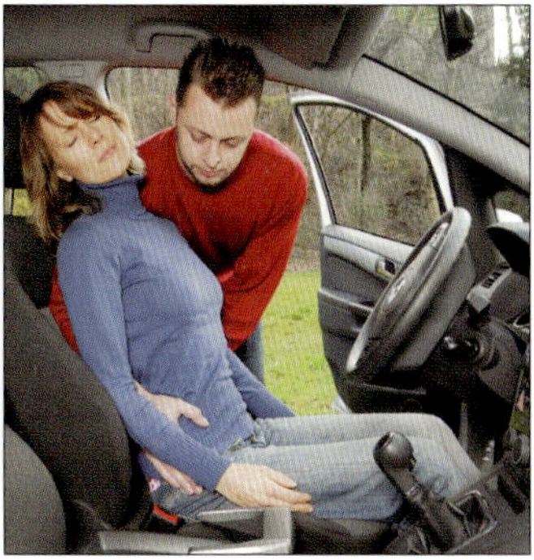

Umfassen Sie den Verletzten von hinten an dessen Ihnen abgewandten Hüfte.

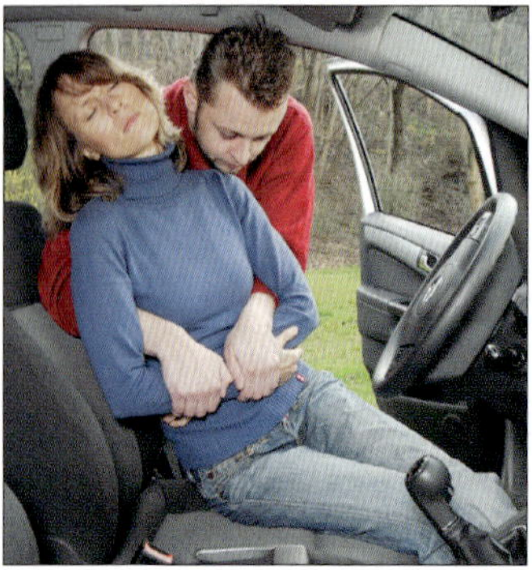

Umfassen Sie den Unterarm des Verletzten und nehmen Sie wenn möglich den zweiten hinzu.

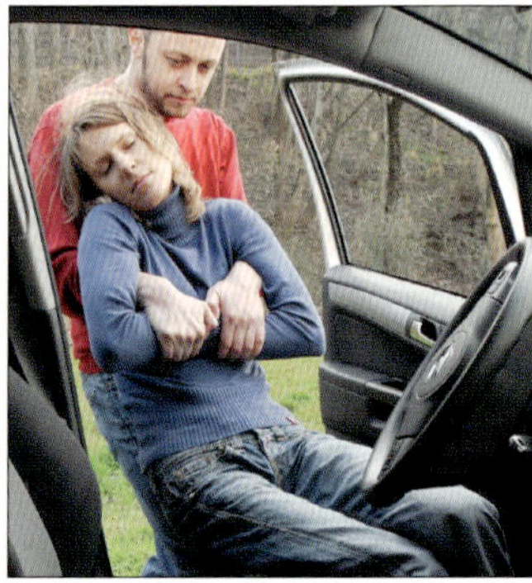

Ziehen Sie den Verletzten zu sich und setzen Sie ihn wenn nötig auf Ihrem Oberschenkel ab.

- Greifen Sie unter seinen Achseln hindurch. Fassen Sie mit beiden Händen einen Unterarm des Verletzten, sodass dieser vor dessen Brust zu liegen kommt. Daumen und Finger liegen dabei nebeneinander (nicht den Arm umklammern), um keinen Druck auf die Magengrube auszuüben. Wenn möglich nehmen Sie den zweiten Unterarm hinzu, um ihn vor Verletzungen zu schützen.
- Ziehen Sie den Verletzten vorsichtig zu sich und rückwärts aus dem Fahrzeug. Sie können den Verletzten falls erforderlich immer wieder kurz auf Ihrem Oberschenkel absetzen, um Kraft zu sparen.

- Ist ein zweiter Helfer anwesend, kann dieser den Verletzten an den Beinen mittragen.
- Legen Sie den Verletzten in sicherer Entfernung von der Gefahrenstelle nach Möglichkeit auf einer trockenen und weichen Unterlage ab.

Gefahrenzone zu retten. Hierbei müssen Sie den Verletzten zunächst vorsichtig in eine halbsitzende Position bringen, um seinen Oberkörper von hinten umfassen zu können. Den Oberkörper richten Sie zusammen mit dem Kopf auf, indem Sie ihn sich mit Ihren Armen von oben kommend aufladen. Dann stützen Sie den

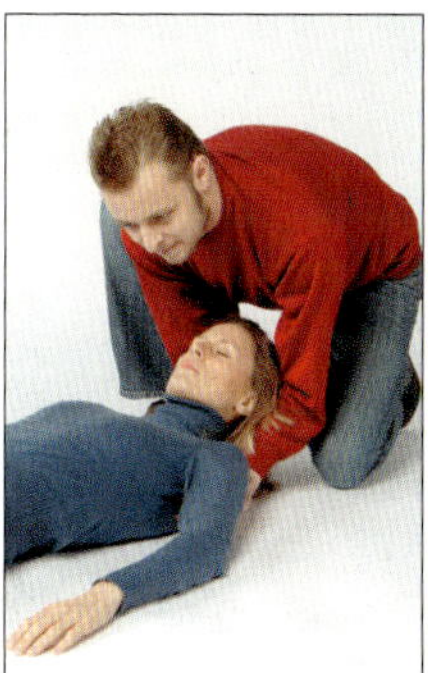

Heben Sie die liegende Person unter Schultern und Nacken an.

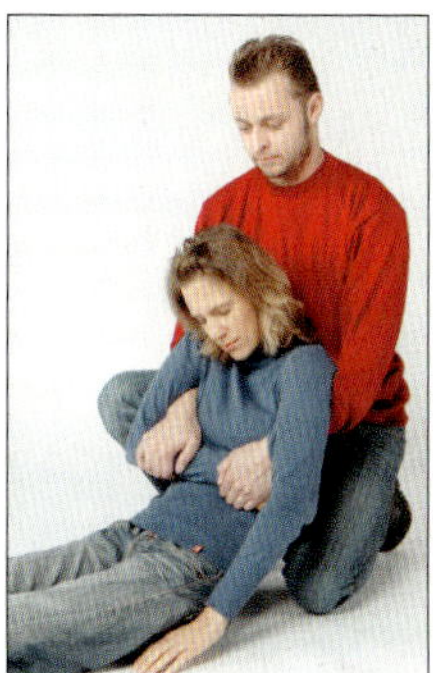

Umfassen Sie von hinten den Unterarm mit beiden Händen.

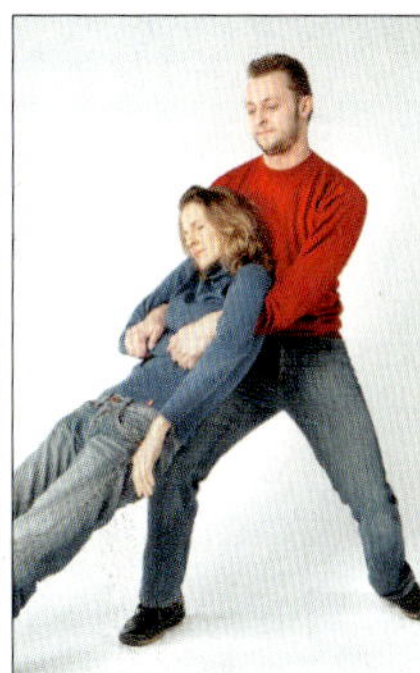

Ziehen Sie den Bewusstlosen auf Ihren Oberschenkel.

Oberkörper auf Ihrem Oberschenkel ab und wenden den Rettungsgriff wie ab S. 26 erläutert an.

Abnahme des Motorradhelms

Es besteht häufig Unsicherheit darüber, wann der Helm eines verunglückten Motorradfahrers abgenommen werden muss.

> **!**
>
> **Merke!**
> Bei einem verunglückten Motorradfahrer mit drohender oder bestehender Bewusstlosigkeit => Helmabnahme!

Einem verunglückten Motorradfahrer muss man den Helm abnehmen, wenn Bewusstlosigkeit vorliegt oder einzutreten droht. Mit aufgesetztem Helm ist es nicht möglich, beim Verletzten die Atmung zu kontrollieren, die stabile Seitenlage zum Freihalten der Atemwege herzustellen oder eine Herz-Lungen-Wiederbelebung durchzuführen. Solange ein Motorradfahrer wach und ansprechbar ist, wird er Ihnen in der Regel sagen, ob er seinen Helm lieber auflässt oder ob Sie ihn abnehmen sollen. Berücksichtigen Sie seinen Wunsch und warten Sie bei ihm das Eintreffen des Rettungsdienstes ab.

Den Helm nimmt man dem verletzten Motorradfahrer möglichst zu zweit ab. Dabei sollte die Halswirbelsäule durch leichten Zug und Abstützen mit den Händen stabilisiert werden. Drehungen und übermäßige Bewegungen sollten unbedingt vermieden werden.

Checkliste!
Abnehmen des Helms durch zwei Helfer

- Ein Helfer kniet seitlich neben dem Oberkörper des Verletzten und stabilisiert dessen Hals, indem er seitlich Unterkiefer und Nacken mit beiden Händen umfasst.
- Der zweite Helfer kniet oberhalb des Kopfes, klappt das Visier hoch, entfernt ggf. eine Brille und löst vorsichtig den Kinnriemen des Helms.
- Während der erste Helfer Kopf und Halswirbelsäule stabilisiert, fasst der zweite Helfer vorsichtig in den Helm, zieht ihn auseinander und vorsichtig über das Gesicht. Die Helmkante wird über die Nase des Motorradfahrers gekippt.
- Kopf und Halswirbelsäule weiter stabilisierend, legt der erste Helfer den Kopf vorsichtig auf den Boden ab.
- Atmet der Verletzte, ist er aber bewusstlos, wird er vorsichtig in eine stabile Seitenlage gebracht

(siehe S. 50 ff.). Dabei sorgt ein Helfer weiter für die Stabilisierung der Halswirbelsäule und führt den Kopf des Motorradfahrers in Drehrichtung mit.

- Ist beim verletzten Motorradfahrer keine normale Atmung erkennbar, muss sofort mit der Herz-Lungen-Wiederbelebung begonnen werden (siehe S. 41 ff.).

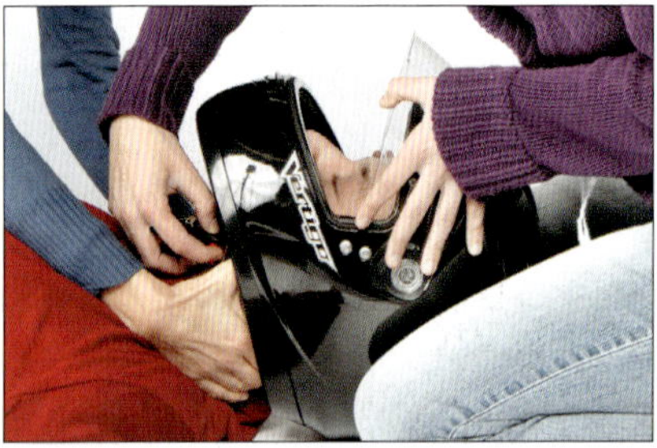

Während ein Helfer den Hals des Motorradfahrers stabilisiert, klappt ein zweiter Helfer das Visier hoch und löst vorsichtig den Kinnriemen des Helms.

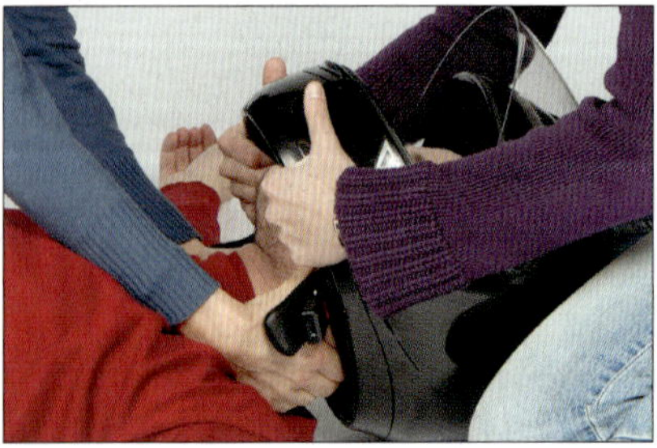

Der zweite Helfer zieht vorsichtig den Helm auseinander.

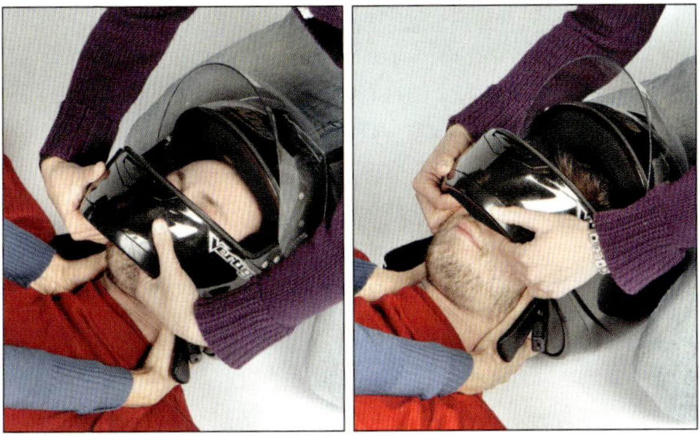

Der Helm wird vorsichtig über das Gesicht des Motorradfahrers gezogen und die Helmkante über dessen Nase gekippt.

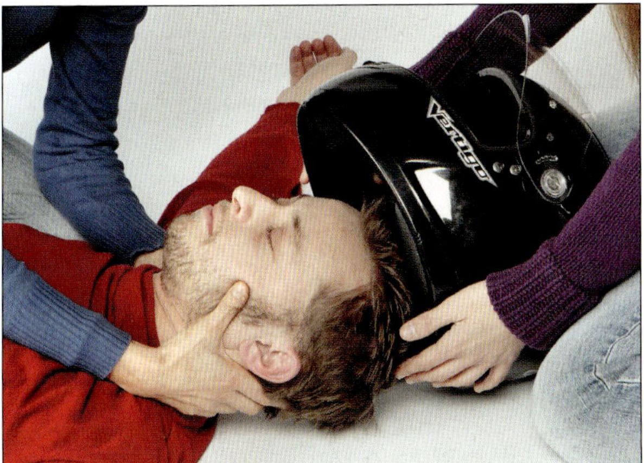

Kopf und Halswirbelsäule weiter stabilisierend, legt der erste Helfer den Kopf des Motorradfahrers vorsichtig auf den Boden ab.

Checkliste!
Abnehmen des Helms durch einen Helfer

- Befindet sich nur ein Helfer am Unfallort, kniet er sich seitlich neben den Kopf des Verletzten, klappt das Visier hoch, entfernt gegebenenfalls eine Brille und löst vorsichtig den Kinnriemen des Helms.
- Danach kniet er sich oberhalb des Kopfes hin und umfasst mit beiden Händen von hinten den Helm.
- Er zieht den Helm so weit in Längsrichtung ab, dass er mit einer Hand den Hinterkopf von unten stützen kann.
- Vorsichtig wird der Helm vollends abgezogen und der Kopf des Motorradfahrers auf dem Boden abgelegt.
- Anschließend kniet sich der Helfer wieder seitlich neben den Kopf des Verletzten.
- Es folgt die Atemkontrolle und anschließend bei erhaltener normaler Atmung die stabile Seitenlage (siehe S. 50 ff.) oder bei fehlender Atmung die Herz-Lungen-Wiederbelebung (siehe S. 41 ff.).

Lebensrettende Sofortmaßnahmen

Der Begriff „lebensrettende Sofortmaßnahmen“ umfasst alles, was Sie als Ersthelfer tun können, um das Eintreten oder Andauern einer unmittelbar lebensbedrohlichen Situation zu verhindern. Gehen Sie so vor:

Checkliste!
Notfall-Schema

- Patient bewusstlos? (erkennbar durch Ansprechen oder Anfassen)
- laut um Hilfe rufen
- Kopf überstrecken, Kinn anheben
- keine normale Atmung? (erkennbar durch sehen, hören, fühlen)
- Notruf (112)
- 30 x Herz-Druck-Massage
- 2 Beatmungen (Mund-zu-Mund- oder Mund-zu-Nase-Beatmung)
- Wiederholen (30 : 2), bis der Rettungsdienst die Maßnahmen fortsetzt bzw. eine normale Atmung einsetzt

Erkennen lebensbedrohlicher Zustände

Lebensbedrohliche Zustände entstehen letztlich immer als Folge einer Störung von

- Bewusstsein
- Atmung
- Kreislauf

Diese können einzeln oder zusammen auftreten und erfordern sofortiges Erkennen und umgehendes Handeln. Wie aber können Sie diese Störungen erkennen?

Bewusstsein

Das Bewusstsein umfasst das normale Tagbewusstsein oder die Wachheit sowie die Orientierung zu Ort, Zeit und Person (Wo bin ich? Welchen Tag haben wir heute? Wer bin ich?).

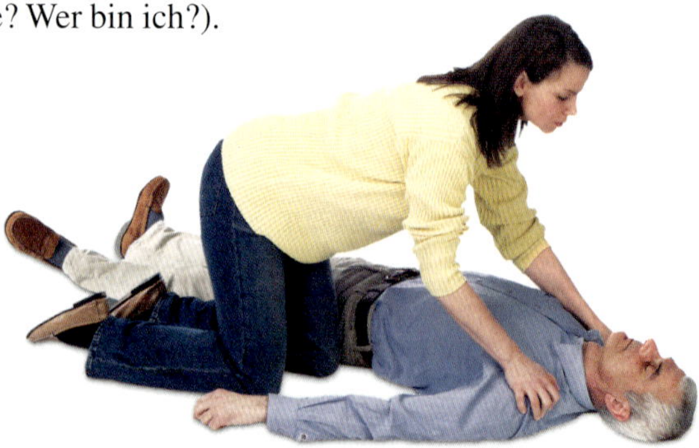

Schütteln Sie den Bewusstlosen vorsichtig an der Schulter, wenn er auf Ihre Ansprache nicht reagiert.

Checkliste!
Prüfen des Bewusstseins

- Sprechen Sie den Verunglückten laut und deutlich an. Fragen Sie ihn nach seinem Namen, was passiert ist, woran er sich erinnern kann.
- Antwortet er nicht, fassen Sie ihn an (z. B. an der Schulter) und schütteln Sie ihn vorsichtig.

Erfolgt nur eine eingeschränkte Reaktion, liegt eine Störung des Bewusstseins vor. Erfolgt gar keine Reaktion, handelt es sich um eine Bewusstlosigkeit.

Merke!
Jede Bewusstseinsstörung ist lebensbedrohlich und benötigt umgehend einen Notarzt! Setzen Sie einen Notruf ab oder rufen Passanten zur Hilfe und veranlassen Sie sie zum Notruf. Lassen Sie sich die Rückmeldung geben, dass dieser abgesetzt wurde.

Atmung

Der Austausch von Sauerstoff und Kohlendioxid über die Lungen, die Atmung, funktioniert über eine synchrone Bewegung von Brustkorb und Zwerchfell

Checkliste!

Prüfen der Atmung (nicht länger als 10 Sekunden)

- Überstrecken Sie den Kopf des Bewusstlosen leicht nach hinten. Heben Sie dessen Kinn an, um die Atemwege frei zu machen.
- Sehen und beobachten Sie, ob sich der Brustkorb gleichmäßig hebt und senkt.
- Hören Sie aus nächster Nähe, ob der Patient normal atmet.
- Beugen Sie sich zum Bewusstlosen und prüfen Sie, ob Sie an Ihrer Wange regelmäßig und deutlich Atemluft aus Mund oder Nase fühlen.

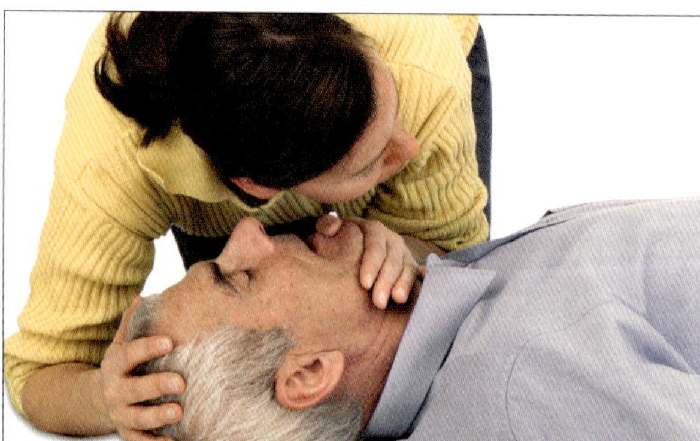

Beobachten Sie, ob sich der Brustkorb des Bewusstlosen gleichmäßig hebt und senkt. Hören Sie auf Atemgeräusche. Prüfen Sie, ob Sie den Atem spüren.

(wichtigster Atemmuskel), die das Ein- und Ausströmen von Atemluft in die bzw. aus den Lungen regelt. Bei der Prüfung der Atmung (siehe Checkliste links) können Sie feststellen, ob eine Störung der Atmung bzw. ein Atemstillstand vorliegt.

> **Merke!**
> Jede Atemstörung ist lebensbedrohlich und benötigt umgehend einen Notarzt! Setzen Sie umgehend einen Notruf ab oder bitten Sie Dritte darum! Nur so kann schnellstmöglich professionelle Hilfe eintreffen.

Vorsicht: Ein gelegentliches kurzes Schnappen nach Luft oder Röcheln (sogenannte Schnappatmung) ohne sichere Zeichen einer normalen, regelmäßigen Atmung ist wie ein Atemstillstand zu werten und zu behandeln!

Bei Vorliegen eines Atemstillstandes müssen Sie umgehend mit der Herz-Lungen-Wiederbelebung (siehe S. 41 ff.) beginnen! Dabei versuchen Sie, den Kreislauf und die Sauerstoffversorgung des Betroffenen aufrechtzuerhalten bis das Rettungspersonal oder der Notarzt die Wiederbelebungsmaßnahmen weiterführt oder aber der Betroffene wieder normal zu atmen beginnt.

Kreislauf

Als Kreislauf bezeichnet man den ausreichenden Blutfluss durch die Organe des Körpers, der durch das stetige rhythmische Pumpen des Herzmuskels zustande kommt und aufrechterhalten wird.

Das Prüfen des Kreislaufs bei einem Bewusstlosen entfällt für Laien-Ersthelfer, da die Kontrolle des Pulses an der Halsschlagader zu unsicher und nur mit unvertretbar hohem Zeitaufwand zu realisieren ist. Nach der Feststellung einer gestörten bzw. fehlenden Atmung ist es daher wichtiger, unverzüglich mit der Herz-Lungen-Wiederbelebung (siehe S. 41 ff.) zu beginnen.

Beim wachen Patienten lassen sich Störungen des Kreislaufs (siehe auch S. 77 ff.) daran erkennen:

- flacher, schneller Puls
- blasse, fahle Haut
- Unruhe, Verwirrtheit, Zittrigkeit, Schwitzen

Wenn ein Patient auf Ansprechen oder Anfassen nicht reagiert und keine normale Atmung feststellbar ist, ist von einem Herz-Kreislauf-Stillstand auszugehen.

Bewusstlosigkeit + Atemstillstand =
Herz-Kreislauf-Stillstand

↓

Herz-Lungen-Wiederbelebung

Basismaßnahmen

Herz-Lungen-Wiederbelebung (Reanimation)

Die Herz-Lungen-Wiederbelebung umfasst Herz-Druck-Massage und Beatmung abwechselnd im Verhältnis 30 : 2, d.h. nach 30 Herz-Druck-Massagen folgen zwei Beatmungen und so weiter. Dadurch sollen der Kreislauf und die Sauerstoffversorgung des Patienten aufrechterhalten werden. Es gibt Fallberichte, wonach beherzte Menschen ihre Angehörigen mit Herz-Kreislauf-Stillstand erfolgreich wiederbelebten, obwohl ihre Erste-Hilfe-Kenntnisse lediglich auf dem Anschauen einschlägiger Sendungen im Fernsehen beruhten. Scheuen Sie sich also nicht, die Herz-Lungen-Wiederbelebung durchzuführen. Es ist mit Abstand die wichtigste und effektivste Maßnahme, um Leben zu retten!

Bei Säuglingen und Kindern weicht die Herz-Lungen-Wiederbelebung in ihrem Schema von der beim Erwachsenen etwas ab. Hier soll nach Absetzen des Notrufes zunächst mit fünf Beatmungen begonnen werden. Bei weiter anhaltender Leblosigkeit wird im Verhältnis 15 : 2 reanimiert, d.h. auf 15 Herz-Druck-Massagen folgen zwei Beatmungen im Wechsel. Die Zahl der Herz-Druck-Massagen sollte 100 pro Minute erreichen. Führen Sie die Herz-Lungen-Wiederbelebung durch, bis der Rettungsdienst eintrifft.

Checkliste!
Herz-Druck-Massage

- Sorgen Sie dafür, dass der Bewusstlose auf dem Rücken und auf einer harten Unterlage (Boden) liegt.
- Entfernen oder öffnen Sie am Oberkörper störende Bekleidung, z. B. die Lederbekleidung eines Motorradfahrers.
- Knien Sie sich seitlich in Höhe des Brustkorbs neben den Bewusstlosen.
- Legen Sie den Handballen der einen Hand auf die Mitte des Brustkorbs.
- Platzieren Sie Ihre andere Hand genau so auf der ersten Hand.
- Drücken Sie mit gestreckten Armen senkrecht von oben kurz und kräftig auf den Brustkorb
  - ca. 100 mal pro Minute
  - mit einer Eindrucktiefe von 4–5 cm (beim Erwachsenen)
  - Druck- und Entlastungsphasen sollten gleich lang sein (1 : 1).
  - Wichtig: den Brustkorb jeweils komplett entlasten, ohne den Druckpunkt mit den Händen zu verlassen

- Sind zwei Helfer da, sollten sie sich alle zwei Minuten bei der Herz-Druck-Massage abwechseln.

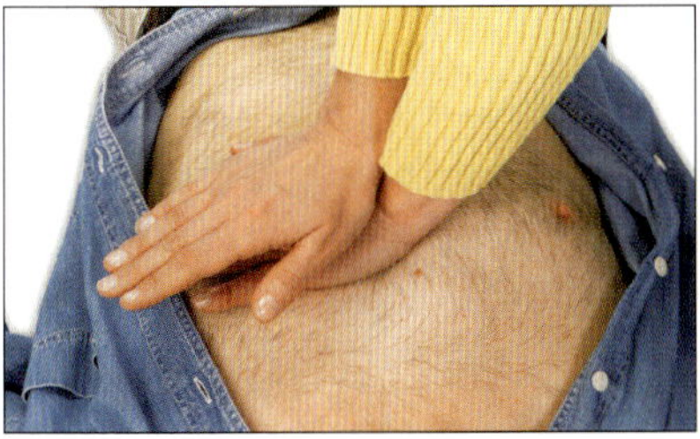

Platzieren Sie die Hände übereinander.

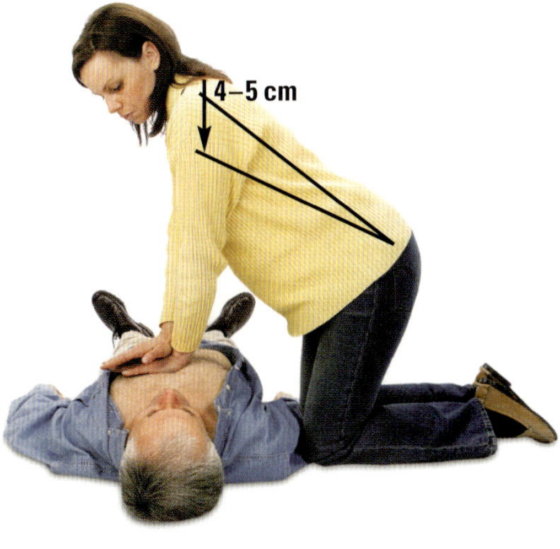

Drücken Sie das Brustbein mit gestreckten Armen 4–5 cm senkrecht nach unten ein.

Checkliste! Mund-zu-Mund-Beatmung

- Überstrecken Sie leicht den Kopf nach hinten, heben Sie das Kinn an und verhindern Sie dessen Zurücksinken mit Ihrer einen Hand.
- Halten Sie mit Daumen und Zeigefinger der anderen Hand die Nase des Bewusstlosen zu.
- Atmen Sie normal ein und legen Sie danach Ihre Lippen dicht über seinen leicht geöffneten Mund.
- Atmen Sie nun langsam und gleichmäßig aus, bis sich der Brustkorb des Betroffenen hebt. Dies sollten Sie aus dem Augenwinkel beobachten.
- Lassen Sie sich für die Beatmung etwa eine Sekunde Zeit.
- Warten Sie, bis sich der Brustkorb wieder gesenkt hat.
- Wiederholen Sie die Beatmung ein zweites Mal.

Bewusstlosigkeit + fehlende normale Atmung:

↓

Notruf

↓

30 Brustkorbkompressionen : 2 Beatmungen

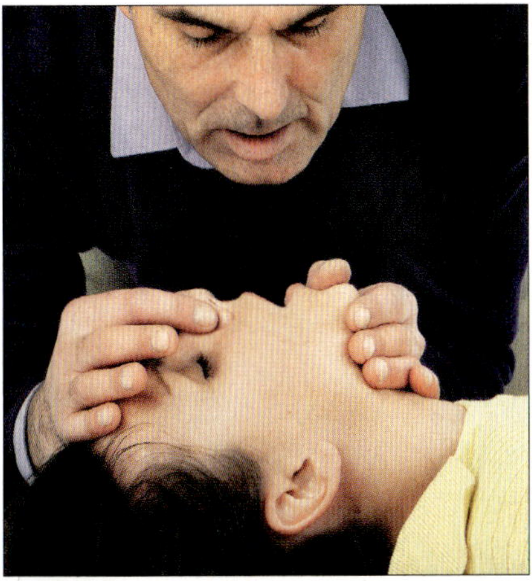

Halten Sie mit Daumen und Zeigefinger einer Hand die Nase des Bewusstlosen zu.

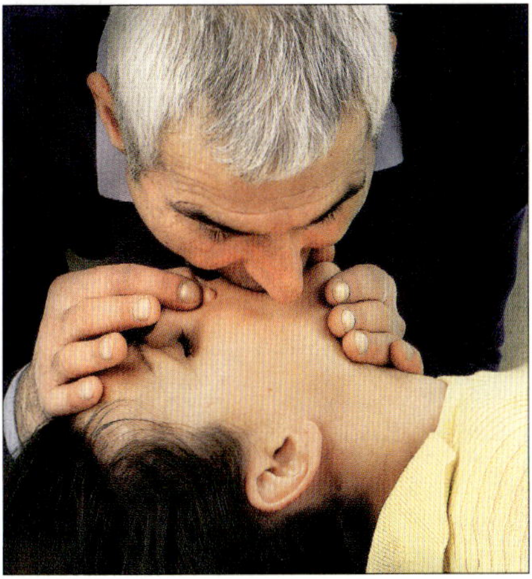

Legen Sie Ihre Lippen dicht über den leicht geöffneten Mund des Bewusstlosen.

AED – Automatisierter externer Defibrillator

Der sogenannte Automatisierte externe Defibrillator (AED) ermöglicht es, beim Vorliegen einer Herzrhythmusstörung durch einen elektrischen Stromstoß das Herz wieder zum regelmäßigen Schlagen zu bringen. Da diese Maßnahme wichtig ist, aber nur Erfolg hat, wenn sie möglichst früh angewendet wird, wurden AEDs so weiterentwickelt, dass sie auch durch Laien richtig bedient werden können. AEDs analysieren den Herzrhythmus des Patienten und erkennen, ob eine Defibrillation erforderlich ist oder nicht. Während sie bei der Versorgung von Opfern eines Verkehrsunfalls oder bei Notfällen im häuslichen Bereich durch Laien in der Regel nicht zum Einsatz kommen, sind diese grell bunten Geräte jedoch inzwischen in U-Bahnhöfen, auf Flughäfen, großen öffentlichen Plätzen und an Veranstaltungsorten zahlreicher Städte an markanten Stellen installiert. Ein Hinweisschild macht auf den Standort aufmerksam.

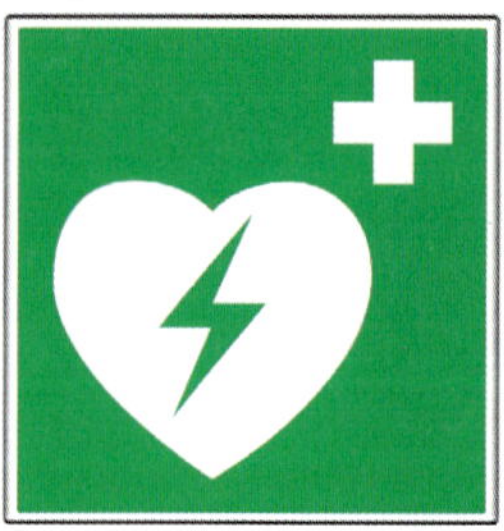

Sollten Sie in der Öffentlichkeit beobachten, dass eine Person plötzlich bewusstlos zusammenbricht, so handelt es sich vermutlich um einen plötzlichen Herztod. Dieser tritt unvermittelt auf und wird häufig durch einen Herzinfarkt oder durch Herzrhythmusstörungen verur-

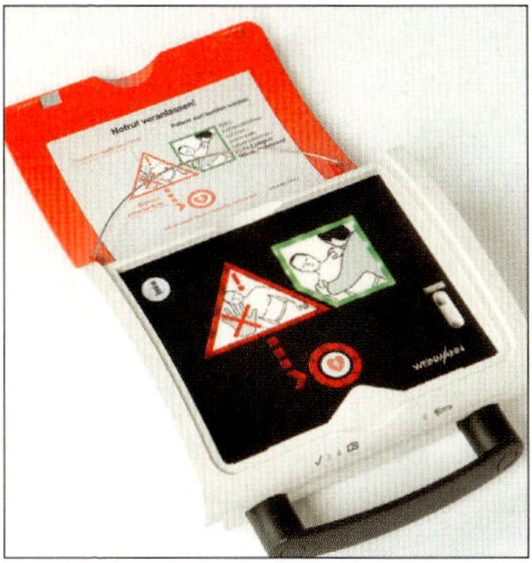

Exemplarisches Beispiel für einen AED (Meducore easy, Firma Weinmann, Geräte für Medizin GmbH+Co.KG, Hamburg)

sacht. Wenn vor Ort verfügbar, können Sie neben einer sofortigen Herz-Lungen-Wiederbelebung (siehe S. 41 ff.) einen AED einsetzen. Keine Angst! Von Ihnen wird in dieser Situation kein medizinisches Vorwissen verlangt!

Meist löst man beim Herausnehmen des Geräts aus der Halterung einen Notruf aus, sodass der Rettungsdienst gleichzeitig mitalarmiert wird. Sollte eine Sprachverbindung zu einer Rettungsleitstelle aufgebaut werden, teilen Sie dieser mit, dass jemand bewusstlos zusammengebrochen ist. Dann wird der AED freigegeben und zudem der Notarzt geschickt. Bis zu dessen Eintreffen verstreichen jedoch wertvolle Minuten. Daher müssen zunächst Sie tätig werden.

Das Gerät lässt sich durch das Öffnen des Deckels oder Drücken eines zentralen Knopfes einschalten und übernimmt die Regie. Es sagt Ihnen genau, was Sie jeweils tun müssen: wann Sie wiederbeleben sollen, wann Sie den Betroffenen nicht berühren und wann Sie

Checkliste!
Anwendung eines AEDs

- Person bewusstlos und fehlende normale Atmung
- Notruf absetzen und AED holen (ist miteinander gekoppelt)
- bis das Gerät verfügbar ist, wenn möglich durch zweiten Helfer Herz-Lungen-Wiederbelebung (30 Herz-Druck-Massagen : 2 Beatmungen, siehe S. 41 ff.)
- Gerät öffnen und einschalten (zentraler großer Schalter)
- den gesprochenen Anweisungen des Gerätes folgen
- Elektroden am Brustkorb des Patienten aufkleben (Platzierung ist auf Elektroden abgebildet)
- Gerät sagt: „Patienten nicht berühren" und analysiert Herzrhythmus des Patienten
- nach Aufforderung des Gerätes den zentralen Knopf drücken, der den Elektroschock auslöst; Person dabei nicht berühren!
- weiter den Anweisungen des Gerätes folgen, bis der Rettungsdienst eintrifft und die Wiederbelebungsmaßnahmen übernimmt

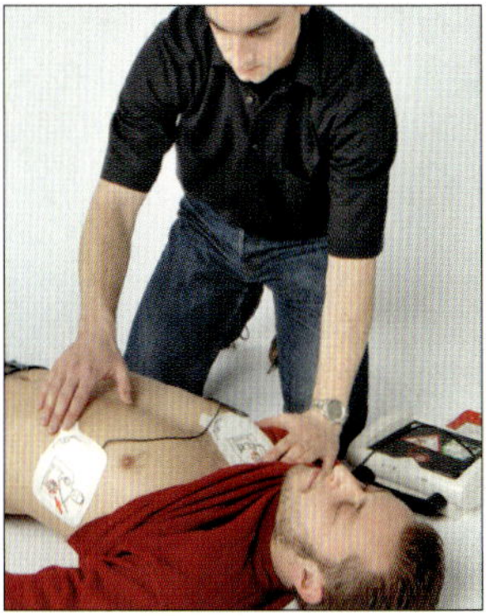
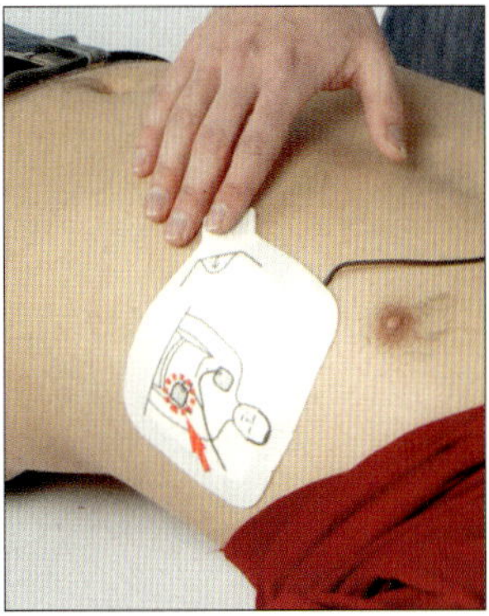

Wo auf dem Brustkorb die Elektroden zu platzieren sind, ist auf den Elektroden selbst abgebildet.

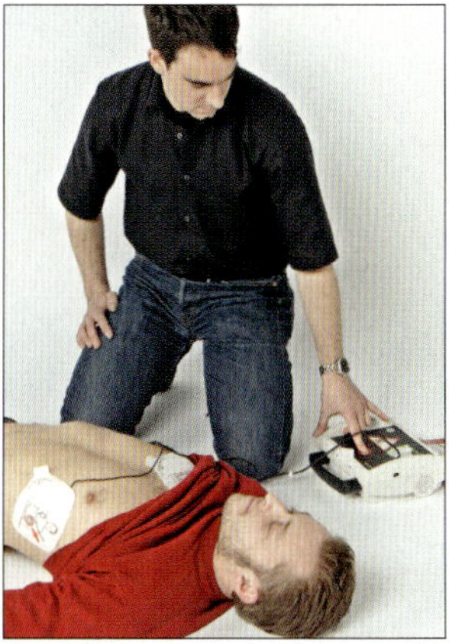

Der AED sagt, wann der Elektroschock ausgelöst werden muss.

mit der Herz-Lungen-Wiederbelebung fortfahren sollen. Es nimmt Ihnen damit einen großen Teil der Verantwortung ab und hilft Ihnen durch die gesamte Notfallsituation, bis der Rettungsdienst eintrifft. Scheuen Sie sich also nicht, den AED im Notfall zu benutzen!

Die Geräte sind so sicher, dass eine Schädigung des Patienten oder des Helfers bei sachgemäßer Anwendung praktisch ausgeschlossen ist. Einzige Ausnahme ist große Nässe, weshalb die Geräte in der Regel nicht im Freien montiert sind.

> **!**
> **Merke!**
> AED bei Bewusstlosigkeit und Atemstillstand holen, einschalten und den Anweisungen des Gerätes folgen.

Stabile Seitenlage

Nur bei Bewusstlosigkeit oder bei Bewusstseinsstörung mit erhaltener und normaler Atmung soll der Betroffene in die stabile Seitenlage gebracht werden. Bei bewusstlosen und nicht atmenden Verletzten ist unverzüglich mit der Herz-Lungen-Wiederbelebung (siehe S. 41 ff.) zu beginnen!

Bewusstlosigkeit + erhaltene normale Atmung

↓

stabile Seitenlage

Die stabile Seitenlage soll davor schützen, dass Erbrochenes oder andere Fremdkörper eingeatmet werden und der Betroffene dadurch erstickt. Zudem wird durch diese Lage ein Zurücksinken der Zunge verhindert und damit einer Verlegung der oberen Atemwege vorgebeugt. Notwendig ist diese Maßnahme, weil Bewusstlose ihre sogenannten Schutzreflexe verlieren. Dazu zählt der Hustenreflex, der bei bewusstseinsklaren Personen verhindert, dass etwas in die Luftröhre gerät und die Atmung blockiert. Auch Schlucken und Würgen gehören zu diesen Reflexen, die helfen, dass Flüssiges und Festes in die Speiseröhre befördert werden und die Luftröhre für das Atmen frei bleibt.

Bei der stabilen Seitenlage muss der Mund der tiefste Punkt des Gelagerten sein, sodass Erbrochenes einfach

!

Merke!

Ein bewusstseinsgestörter Patient ist in Lebensgefahr: Lassen Sie ihn bis zum Eintreffen des Notarztes nicht unbeobachtet. Kontrollieren Sie bei einem Bewusstlosen in der stabilen Seitenlage ständig Bewusstsein und Atmung. Bei Atemstörung oder Atemstillstand legen Sie ihn sofort auf den Rücken und beginnen unverzüglich mit der Herz-Lungen-Wiederbelebung (siehe S. 41 ff.).

nach außen abfließen kann. Durch leichtes Überstrecken des Kopfes wird verhindert, dass die Zunge nach hinten fällt und eine mechanische Atemwegsblockade verursacht.

Es gibt verschiedene Arten der stabilen Seitenlage, die unterschiedliche Vor- und Nachteile aufweisen. Die „perfekte“ Variante gibt es sicher nicht. Hier wird die Art beschrieben, wie sie europaweit als Standard anerkannt ist.

Gehen Sie beim Herstellen der stabilen Seitenlage vorsichtig vor. Ausgangsposition ist in der folgenden Anleitung die Rückenlage. Bei anderen Ausgangslagen fallen Schritte

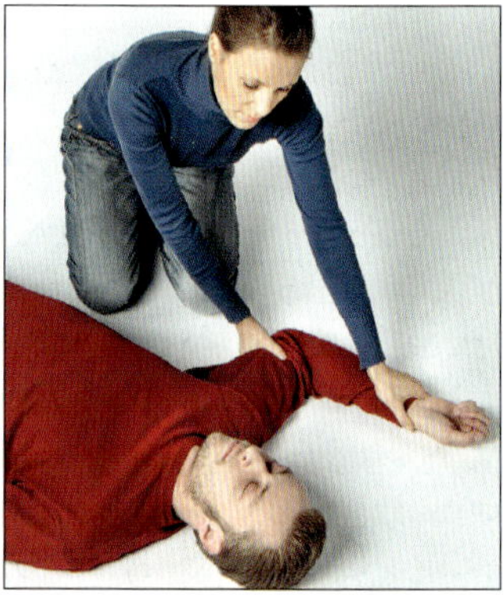

Platzieren Sie den Ihnen nächstliegenden Arm im rechten Winkeln zum Körper (Handinnenfläche nach oben).

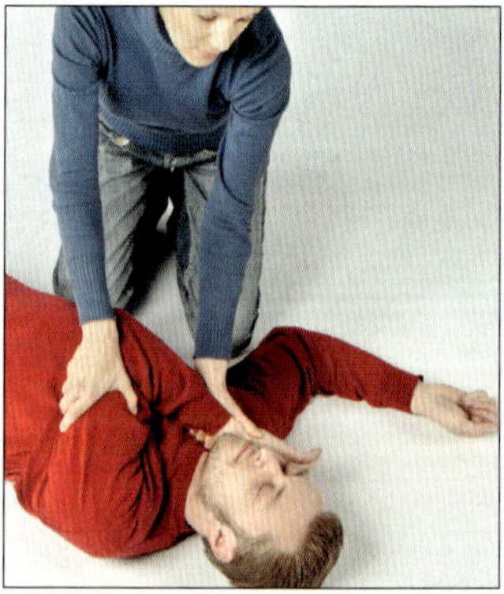

Den anderen Arm legen Sie über die Brust des Bewusstlosen, wobei der Handrücken an der Ihnen zugewandten Wange anliegt.

weg. Endergebnis muss immer sein, dass der Mund der tiefste Punkt ist, damit keine Fremdkörper oder Flüssigkeiten eingeatmet werden und Erbrochenes nach außen abfließen kann. Sollte sich der Verletzte bewegen, achten Sie darauf, dass der Mund der tiefste Punkt bleibt. Reagiert er nicht auf Anfassen, stellen Sie die stabile Seitenlage wieder her, ohne ihn erneut auf den Rücken zu drehen. Auch wenn der Bewusstlose aufwacht, sollte er in der stabilen Seitenlage verbleiben, bis der Rettungsdienst eintrifft. Denn sein Zustand kann sich jederzeit wieder verschlechtern. Falls das Opfer länger als 30 Minuten in der stabilen Seitenlage liegen bleiben müsste, drehen Sie es nach dieser Zeit auf die andere Seite.

Checkliste!
Herstellen der stabilen Seitenlage

- Entfernen Sie ggf. die Brille des Bewusstlosen.
- Knien Sie sich neben ihn und stellen Sie sicher, dass seine Beine ausgestreckt sind.
- Platzieren Sie den Ihnen näher gelegenen Arm im rechten Winkeln zum Körper, die Handfläche soll hierbei nach oben zeigen.
- Den entfernteren Arm bringen Sie über die Brust, sodass der Handrücken an der zu Ihnen gerichteten Wange anliegt. Halten Sie die Hand dort.

- Mit ihrer anderen Hand greifen Sie nach dem von Ihnen entfernteren Bein, knapp über dem Knie, und ziehen es so nach oben, dass der Fuß noch am Boden bleibt.
- Während Sie die Hand an der Wange des Opfers halten, ziehen Sie an dem entfernteren Bein weiter, sodass das Opfer auf Sie zurollt und auf seiner Seite zu liegen kommt.
- Legen Sie das obere Bein so, dass im Hüftgelenk und Kniegelenk rechte Winkel entstehen.
- Überstrecken Sie vorsichtig den Kopf, indem Sie an Kinn und Stirn den Kopf langsam Richtung Nacken bewegen. Dies bewirkt, dass die Atemwege offen bleiben.
- Bringen Sie die obere Hand als Stütze so unter das Kinn, das der Kopf in der überstreckten, leicht in den Nacken gelegten Position bleibt.
- Decken Sie den Betroffenen zu, um dem Auskühlen vorzubeugen.
- Überprüfen Sie regelmäßig die Atmung. Beim Auftreten einer Atemstörung oder eines Atemstillstandes muss der Betroffene sofort auf den Rücken gelegt und mit der Herz-Lungen-Wiederbelebung (siehe S. 41 ff.) begonnen werden.

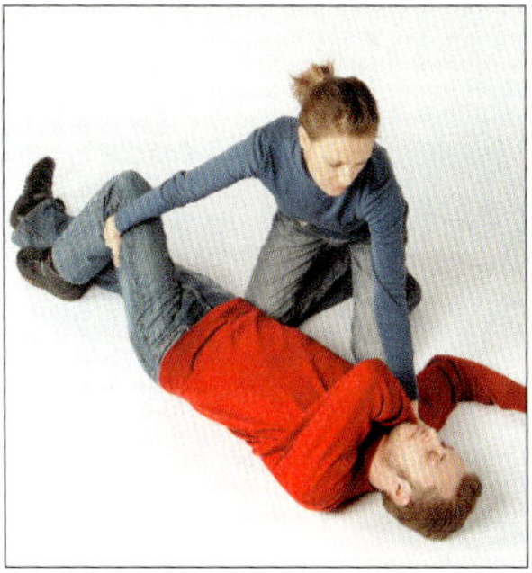

Ziehen Sie das Knie des Ihnen abgewandten Beins nach oben.

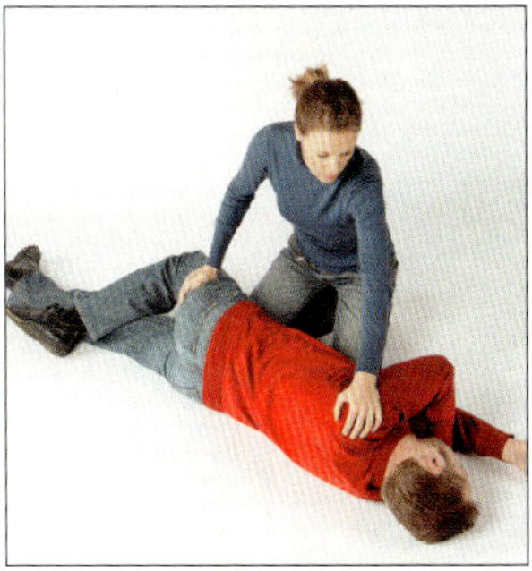

Ziehen Sie den Bewusstlosen am Oberschenkel zu sich herüber, sodass er auf der Seite zu liegen kommt.

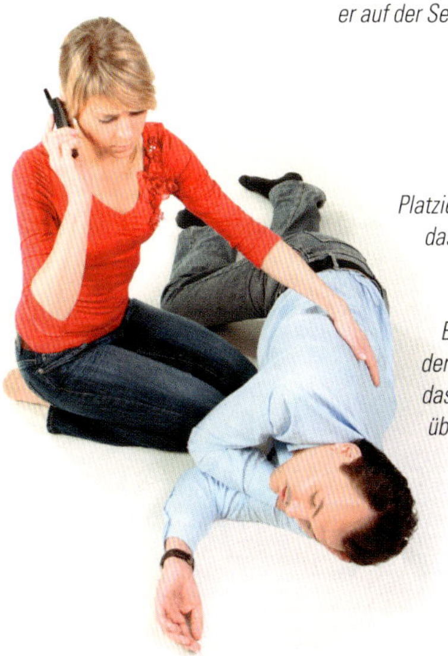

Platzieren Sie das obere Bein so, dass im Hüft- und Kniegelenk rechte Winkel entstehen.

Bringen Sie die obere Hand der Person als Stütze so unter das Kinn, dass der Kopf in der überstreckten Position bleibt.

Erste Hilfe bei Verletzungen und Erkrankungen

Wenn Sie bei der Ersten Hilfe einmal nicht mehr weiterwissen, kehren Sie zu den Basismaßnahmen (siehe S. 41 ff.) zurück, da dies die wichtigsten Maßnahmen sind.

Bestimmte Grundsätze wiederholen sich auch in anderen Notsituationen, weil sie in der Ersten Hilfe von zentraler Bedeutung sind: Notruf absetzen, Basismaßnahmen ergreifen, Patienten entsprechend lagern, ständig weiterbetreuen und überwachen.

Psychische Betreuung

Zu wissen, dass jemand da ist, der sich um das Notwendige kümmert, nimmt Verunglückten, Verletzten und Erkrankten einen großen Teil ihrer Angst und Unsicherheit. Daher ist es wichtig, Kontakt zu ihnen zu halten und auch zu erklären, was geschieht und dass Hilfe gerufen wurde. Auch merken Sie bei einer ständigen Betreuung am schnellsten, wenn sich der Zustand eines Verletzten oder Erkrankten verschlechtert. Unter Umständen ist es dann erforderlich, andere Maßnahmen zu ergreifen oder nochmals einen Notruf abzusetzen, um auf die veränderte Lage hinzuweisen.

Erste Kontaktaufnahme

Anders als bei einer Person ohne Bewusstsein kann ein bewusstseinsklarer Verletzter Angaben über mögliche Verletzungen und Schmerzen machen. Seien Sie höflich, nehmen Sie den Betroffenen ernst und vermitteln Sie ihm, dass Sie für ihn da sind und alles Notwendige in die Wege leiten. Viele entscheidende Auskünfte erhalten Sie von dem Verletzten selbst. Bei einer länger bestehenden Erkrankung weiß der Betroffene häufig auch aus eigener Erfahrung, wie am besten damit umgegangen wird.

Betreuung und Zuwendung

Oft stehen Schaulustige um den Betroffenen herum. Dies wirkt auf den Verletzten oft bedrohlich oder sorgt für Unbehagen. Begeben Sie sich daher auf dessen Höhe. Diskutieren Sie nicht mit Schaulustigen über deren Verhalten, da dies unnötig Zeit kostet. Wenn jemand wichtige Erste-Hilfe-Maßnahmen behindert, wird sich die Polizei in aller Regel darum kümmern.

Die Betreuung eines Verletzten endet erst mit dem Eintreffen der Rettungskräfte. Nur allzu oft wird dies unterschätzt oder vernachlässigt. Dabei ist die Zuwendung nach einem Unfall für den Verletzten von ganz besonderer Bedeutung. Sie sollten den Betroffenen nach Möglichkeit nie alleine lassen, sondern ihn beruhigen und Trost spenden (siehe S. 56).

Checkliste!
Betreuung eines Verletzten

- Nähern Sie sich dem Verletzten möglichst von vorne und halten Sie Blickkontakt mit ihm. So erkennen Sie, in welchem Zustand der Betroffene ist, ob er z. B. aufgeregt ist, friert oder Schmerzen hat.
- Nennen Sie dem Betroffenen Ihren Namen und fragen Sie ihn nach seinem Namen.
- Fragen Sie, wie es zum Unfall gekommen ist und ob er Schmerzen hat.
- Stellen Sie vorsichtig Körperkontakt her, indem Sie die Hand des Betroffenen halten oder Ihre Hand auf dessen Schulter legen.
- Wenn Sie Erste-Hilfe-Maßnahmen einleiten, sagen Sie dem Verunglückten im Vorfeld, was Sie tun werden, und fragen Sie ihn, ob er damit einverstanden ist.
- Sagen Sie ihm auch, was Sie bereits getan haben, z. B. den Rettungsdienst alarmiert.
- Seien Sie dem Betroffenen behilflich, wenn er Kontakt mit seinem Arzt oder zu Angehörigen aufnehmen will.
- Bitten Sie andere Personen um Mithilfe. Es ist wichtig, dass einer die Initiative übernimmt, bis die Rettungskräfte eintreffen.

Versorgung von Verletzungen und Blutungen

Verletzungen und Wunden, die möglicherweise stark bluten, sind unangenehm. Oft kann man aber mit den Hilfsmitteln, die einem Helfer in einem Verbandkasten zur Verfügung stehen, sehr viel erreichen. Vor allem können Sie weitere Schäden verhindern und Schmerzen lindern, wenn Sie ein paar einfache, im Folgenden beschriebene Regeln beachten.

Wundversorgung

In Ihrem Verbandkasten, der in einem Auto übrigens Pflicht ist, stehen Ihnen ausreichend Verbandmaterial und Wundauflagen zur Verfügung, um offene Wunden versorgen zu können. Der Inhalt eines den Vorschriften entsprechenden Verbandkastens nach DIN-Norm 13164 ist auf S. 98 f. aufgelistet.

Generell gilt, dass bei der Wundversorgung durch Ersthelfer, also vor einer ärztlichen Versorgung, nicht an der Wunde selbst manipuliert werden sollte. Es ist nicht erforderlich, z. B. Fremdkörper zu entfernen, da dadurch eine Blutung unter Umständen wieder angeregt wird oder zusätzlicher Schaden entsteht. Es ist auch nicht notwendig, mit desinfizierenden Mitteln, Salben oder anderen Substanzen zu arbeiten, solange noch nicht klar ist, wie das weitere medizinische Vorgehen ist.

Offene, kleinere Verletzungen

Bei kleineren offenen Verletzungen ist es ganz einfach, richtig Erste Hilfe zu leisten. Das Anbringen eines Verbandes durch einen Ersthelfer dient mehreren Zielen. Die Wunde soll vor Verschmutzung geschützt werden, durch angemessenen Druck die Blutung gestillt und das verletzte Areal ruhig gestellt werden, um die Schmerzen so gering wie möglich zu halten.

Bei Verletzungen der Haut und von darunterliegendem Gewebe lassen sich diese Ziele durch einfache Mittel erreichen. Wenn Sie ein paar Tipps beachten, ersparen Sie dem Verletzten in aller Regel weitergehende Schäden und Schmerzen.

Sie benötigen Einmal-Schutzhandschuhe, ein Verbandpäckchen oder eine sterile Wundauflage (Kompresse) und einen Verband sowie ein Pflaster oder eine Klammer.

Achten Sie beim Auspacken des Verbandpäckchens darauf, die Wundauflage – in der Regel ein Vließ oder ähnliches Material – nicht mit den Fingern zu berühren. Sie sollte keimfrei bleiben. Zuerst legen Sie die Wundauflage des Verbandpäckchens auf die Verletzung. Dann wickeln Sie mit einer Hand den Verband um die betroffene Stelle, sodass die Wundauflage sicher und mit mäßigem Druck auf der Wunde befestigt wird. Üben Sie nicht zu viel Zug aus, damit Sie keine Gefäße oder Nerven abschnüren. Wickeln Sie so, dass die einzelnen Touren immer einen etwas unterschiedlichen Verlauf nehmen. Am Rand soll sich ein fließender Übergang ergeben, keine einschnürende Wickelung. Zum Schluss fixieren Sie den Verband mit einem, besser mehreren Pflasterstreifen oder einer Klammer, die der Verpackung beiliegt. Die Fixierung sollte sich natürlich nicht direkt über der Wunde befinden.

!

Achtung!
Vollständige oder klaffende Durchtrennungen der Haut gehören möglichst rasch – innerhalb weniger Stunden – in die Hände eines Arztes, da nur innerhalb von sechs Stunden nach der Verletzung eine chirurgische Naht ohne Weiteres möglich ist. Wartet man zu lange, steigt zudem das Infektionsrisiko.

Stark blutende Verletzungen – Druckverband

Sehen Sie, dass sehr viel Blut aus der Wunde fließt oder gar spritzt, müssen Sie durch dosierten Druck die Gefäße so weit zusammendrücken, dass die Blutung zum Stillstand kommt. Hierzu legen Sie zunächst einen Verband an (siehe links). Nach den ersten Wickelungen nehmen Sie ein zweites, noch verpacktes Verbandpäckchen, z. B. eine Mullbinde, und legen diese über die Stelle der Blutung auf den bereits gewickelten Verband.

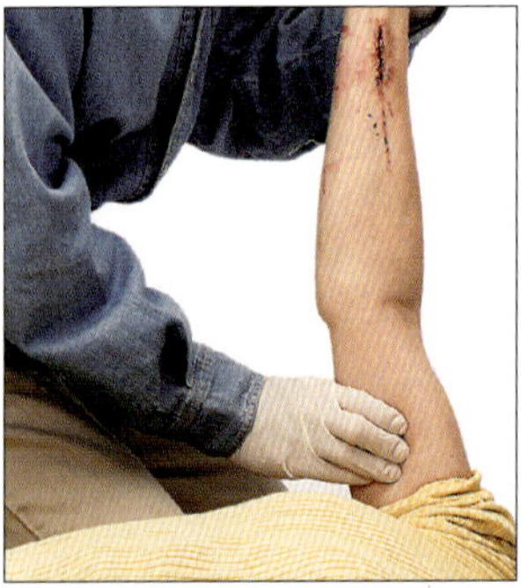

Halten Sie den verletzten Arm des Betroffenen hoch und drücken Sie die Arterie an der Innenseite des Oberarms ab.

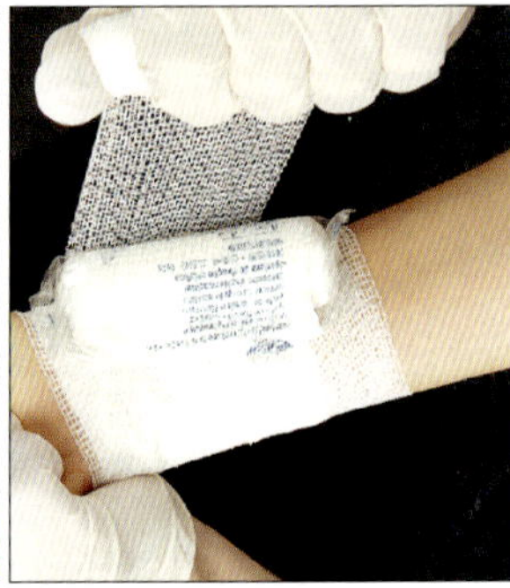

Legen Sie bei starken Blutungen ein noch verpacktes Verbandpäckchen über die Stelle der Blutung auf den bereits gewickelten Verband.

Danach binden Sie diese „Druckauflage“ mit in den Verband ein. Ziehen Sie dabei so weit an, dass ein deutlicher Druck auf die Wunde entsteht, der durch das aufliegende Verbandpäckchen auf eine noch größere Fläche verteilt wird. Dies bezeichnet man als Druckverband. Sollte die Blutung damit nicht gestillt sein, können Sie mit einem weiteren Päckchen und weiteren

!

Merke!

Mit dosiertem Druck auf Wunden können Sie Blutungen stoppen.

Wickelungen den Druck oder die Fläche erhöhen, um die Blutung zu stillen.

Schlagaderverletzungen

Sollte bei tieferen Verletzungen an den Armen oder Beinen die Schlagadern verletzt sein, erkennen Sie dies daran, dass Blut rhythmisch, und zwar mit jedem Herzschlag, aus der Wunde spritzt. Bei der Erstversorgung dieser Art von Verletzung ist es besser, einen zweiten Helfer zu haben. Ein Helfer hebt das betroffene Gliedmaß hoch und drückt mit der Hand die versorgende Schlagader oberhalb der betroffenen Stelle zusammen. Der andere Helfer legt einen Druckverband an. Das Hochhalten des Gliedmaßes ist wichtig, da dadurch der Blutfluss reduziert wird. Halten Sie Ihren Arm einmal längere Zeit nach oben. Sie werden merken, dass er blasser und kälter wird.

Bei Schlagaderverletzungen am Arm heben Sie diesen hoch und drücken dann mit den Fingern einer Hand dorthin, wo die Oberarmschlagader verläuft. Am besten umgreifen Sie hierzu den Oberarm. Die richtige Stelle können Sie zunächst bei sich selbst ertasten. Suchen Sie an der Innenseite Ihres Oberarms die Stelle, die der Achselhöhle gegenüberliegt. Wenn Sie jetzt ein wenig nach unten rutschen, ertasten Sie eine Muskellücke. Sie merken, dass sich an dieser Stelle weniger Gewebe über dem Knochen befindet. Wenn Sie nun ein wenig umhertasten, werden Sie das Pulsieren der Oberarmschlagader spüren. Das ist die Stelle, an der Sie mit vier Fingern Druck ausüben, um den Blutfluss zu der Verletzung zeitweilig zu unterbrechen.

Auch bei einer Schlagaderverletzung am Bein kann man durch Hochlagern oder Hochhalten des Beins bereits einen ersten Rückgang der Blutung bewirken. Bei einer solchen Verletzung drücken Sie am besten direkt mit einer Wundauflage in die Wunde. Verwenden Sie dabei Schutzhandschuhe. Die Schlagader, die das jeweilige Bein versorgt, finden Sie in der Leiste. Sie ist jedoch nicht ganz einfach zu komprimieren. Beim auf dem Rücken liegenden Patienten (wichtig!) drücken Sie in der Mitte knapp unterhalb der Leistenbeuge mit beiden Daumen in die Tiefe. Sie können die Wirksamkeit Ihrer Maßnahme daran erkennen, dass die Blutung

!

Merke!

Druck und Hochhalten sind die wichtigsten Maßnahmen, um Blutungen zu stillen. Abbinden mit Schnüren, Gürteln oder Ähnlichem hat in der Ersten Hilfe nichts zu suchen! Dadurch wird unter Umständen der gesamte Blutfluss in die betroffene Extremität unterbrochen, sodass ein größerer Schaden als durch die eigentliche Verletzung zu erwarten ist!

geringer wird. Während Sie die Schlagader abdrücken, kann ein zweiter Helfer einen Druckverband über der eigentlichen Wunde anlegen.

Innere Blutungen

Wirkt stumpfe Gewalt, etwa der Lenker eines Motorrads, auf den Körper ein, können im Körperinneren erhebliche Blutungen auftreten. Auch Brüche mehrerer Rippen, des Beckens, der Hüfte oder des Oberschenkels können nach innen einen sehr großen Blutverlust bewirken. Derartige Verletzungen sind für den Ersthelfer oft nur schwer zu erkennen. Meist bemerkt man nur die Auswirkungen des Blutverlustes auf den Kreislauf. Es drohen Bewusstseinsverlust und Atemstörung, d.h. ein Herz-Kreislauf-Stillstand. Auch in diesen Fällen muss umgehend mit der Herz-Lungen-Wiederbelebung (siehe S. 41 ff.) begonnen werden!

Knochenbrüche

Brüche, medizinisch auch als Frakturen bezeichnet, können Sie manchmal einfach, manchmal aber auch nur schwer erkennen. Deshalb sollten Sie vorsichtig handeln, wenn Sie vermuten, es könnte ein Knochenbruch vorliegen.

Handelt es sich um Arme oder Beine, können Sie mit einfachen Mitteln eine Erstversorgung vornehmen. Beim Verdacht auf einen Bruch ist es sinnvoll, die bei-

Hinweise für Frakturen sind

- abnorme Stellung
- abnorme Beweglichkeit
- sichtbare Knochen
- Schwellung
- Schmerzen bei Belastung
- Bewegungseinschränkung
- Geräusch (Krachen, Knirschen) beim Unfallgeschehen

den benachbarten Gelenke ruhig zu stellen. Jede Bewegung des Bruchs verursacht Schmerzen und weitere Schäden. Zum Ruhigstellen und Abpolstern können Sie alles benutzen, was in greifbarer Nähe ist. Meist nimmt ein Verletzter von selbst die für ihn schonendste Position ein.

Merke!
Bei Verdacht auf einen Bruch sollte jede weitere Bewegung des betroffenen Körperteils vermieden werden.

Als Material zum Ruhigstellen geeignet:

- Dreiecktuch (Armschlinge)

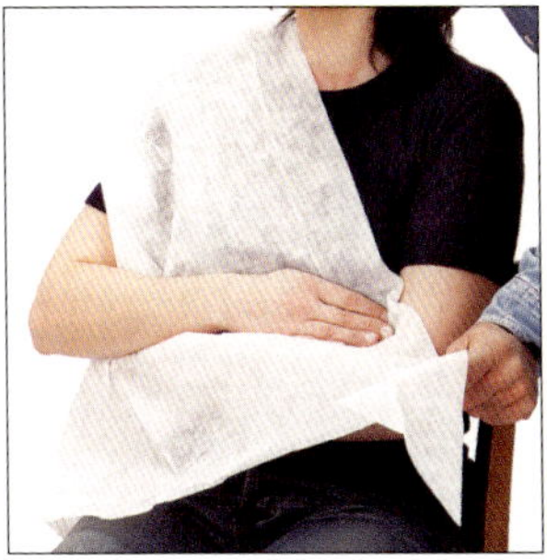

Ziehen Sie die lange Seite des Dreiecktuchs unter dem gebrochenen Arm hindurch.

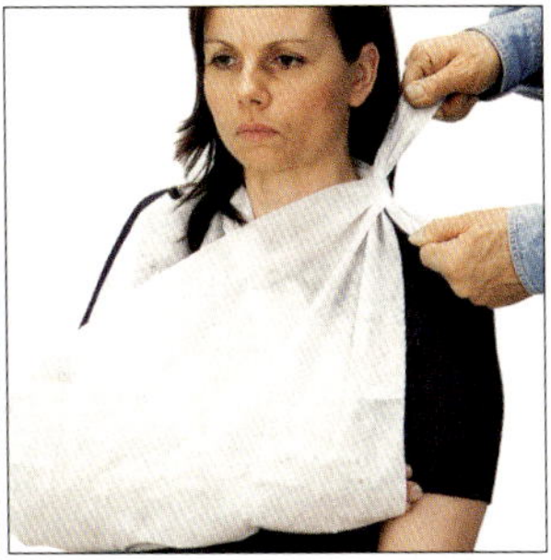

Verknoten Sie die Enden des Dreiecktuchs auf der unverletzten Seite des Patienten.

- zusammengelegte Decke oder zusammengerolltes Kleidungsstück
- Taschen, Koffer

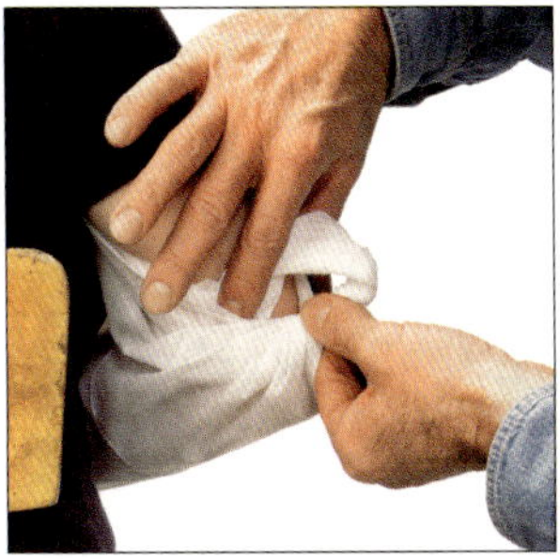

Drehen Sie die Spitze des Tuchs ein und stecken Sie sie am Ellbogen fest, um so den Ellbogen zu fixieren.

Bei grober Gewalteinwirkung auf eine Person können auch an dessen Rumpf Frakturen verursacht werden. Auch hierbei gilt, dass durch Ruhigstellung Schmerzen und weitere Schäden verhindert werden. Ansonsten kann unter anderem die Gefahr eines großen Blutverlustes bestehen. Bei Bewusstseinsverlust und Atemstillstand bzw. -störung muss auch hier umgehend mit der Herz-Lungen-Wiederbelebung (siehe S. 41 ff.) begonnen werden.

Als offene Brüche bezeichnet man Frakturen, die mit einer Hautverletzung einhergehen. In einem solchen Fall ist es wichtig, die Wunde steril zu versorgen. Bei aus der Wunde ragenden Knochenteilen sind diese zuerst steril abzudecken. Danach sollte die Umgebung der Wunde abgepolstert werden.

Versuchen Sie bei Knochenbrüchen nie, die Knochen wieder in die normale Position zu bringen. Unsachgemäßes Vorgehen verursacht starke Schmerzen und verschlimmert unter Umständen den Gewebeschaden erheblich. Das Richten eines Knochenbruchs gehört in die Hände eines Arztes!

Checkliste!
Vorgehen beim Verdacht auf Knochenbruch

- Notruf absetzen
- Gliedmaß ruhig stellen und möglichst nicht bewegen
- offene Brüche steril abdecken
- herausstehende Knochen abpolstern
- bei schweren Knochenbrüchen Patienten ständig beobachten, da ein Kreislaufschock droht!

Kopfverletzungen

Bei Verletzungen im Kopfbereich ist immer mit lebensbedrohlichen Beeinträchtigungen des Gehirns zu rechnen. Die Verletzungen an der Kopfschwarte bluten zwar oft stark, aber vor allem die nicht sichtbaren inneren Verletzungen sind die, die für den Patienten gefährlich sind. Prinzipiell genügt es, wenn der Ersthelfer der Rettungsleitstelle mitteilt, dass eine Kopfverletzung vorliegt.

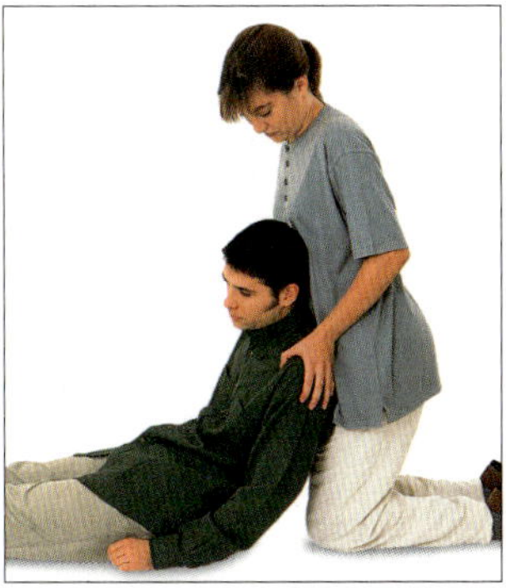

Muss ein Verletzter mit erhöhtem Oberkörper gelagert werden, können Sie ihn notfalls so lange von hinten stützen, bis Hilfe eintrifft.

Verletzungen am Kopf erkennen Sie an Prellungen und Schürfwunden. Die Äußerung des Verletzten, dass er nicht genau wisse, was passiert ist, kann ein Hinweis auf eine Gehirnerschütterung sein, die in jedem Fall weiterer Abklärung in der Klinik bedarf. Wunden am Kopf werden durch steriles Abdecken und einen Verband versorgt (siehe S. 70 f.). Natürlich lassen Sie dabei Mund- und Nasenöffnungen frei. Zudem sollten Blutungen aus Mund und Nase nach außen abfließen können. Personen, die Kopfverletzungen aufweisen, sollten, solange Sie bei Bewusstsein sind, mit erhöhtem Oberkörper gelagert werden. Bei Bewusstseinsverlust, jedoch erhaltener normaler Atmung sollten sie in die stabile Seitenlage (siehe S. 50 ff.) gebracht werden.

!

Merke!
Verletzte mit Wunden oder Prellungen am Kopf und Störung des Bewusstseins bedürfen der Untersuchung in einer Klinik. Personen mit Kopfverletzungen dürfen Sie bis zum Eintreffen des Rettungsdienstes nie unbeobachtet lassen. Sie scheinen äußerlich unverletzt, schweben jedoch in akuter Lebensgefahr. Eine Zustandsverschlechterung mit Bewusstlosigkeit und Atemstillstand kann umgehend eine Herz-Lungen-Wiederbelebung (siehe S. 41 ff.) erfordern. Bewusstlose Personen mit normaler Atmung müssen in die stabile Seitenlage (siehe S. 50 ff.) gebracht werden.

Hilfreich für die Versorgung von offenen Wunden am Kopf ist das Dreiecktuch, das auch zur Ausstattung eines Verbandkastens gehört. Mit diesem können Sie sterile Wundauflagen besser am Kopf fixieren als mit einer Mullbinde. Hierzu falten Sie das Dreiecktuch so, dass sich eine Art Band ergibt, welches Sie wie ein

Stirnband anwenden können. Bei Verwendung eines Verbandpäckchens oder einer Mullbinde müssen Sie oft mehrere Touren in unterschiedlichen Richtungen um den Kopf durchführen, um eine ausreichende Befestigung der sterilen Wundauflage zu erreichen.

Amputationen

Bei der Abtrennung von Körperteilen spricht man von Amputationen. Als Ersthelfer können Sie zum einen die Verletzung verbinden, zum anderen den abgetrennten Körperteil so versorgen, dass die Chance besteht, ihn wieder anzunähen, also zu replantieren. Natürlich ist auch der Transport in eine spezialisierte Klinik notwendig. Diese Aufgabe übernimmt jedoch der herbeigerufene Rettungsdienst.

Nehmen Sie zunächst die Wundversorgung vor (siehe S. 59 ff.). Den abgetrennten Körperteil wickeln Sie in steriles Verbandmaterial und legen ihn in eine wasserdichte Hülle, z. B. eine Plastiktüte, die Sie zuknoten. Kühlen Sie sie von außen. Sie können dazu Wasser mit Eiswürfeln in einer zweiten Plastiktüte verwenden. Das Amputat darf nicht in direkten Kontakt zum Eiswasser kommen! Niemals darf ein Amputat eingefroren werden, da dies das Gewebe unwiederbringlich schädigt. Versuchen Sie nicht, das Amputat zu reinigen oder anderweitig zu manipulieren. Sie sollten auch niemals abgetrennte Körperteile wegwerfen.

> **Merke!**
> Wunde verbinden, Amputat in steriles Verbandmaterial einwickeln und kühlen (kein direkter Kontakt mit Eiswasser).

Übergeben Sie diese immer dem Rettungsdienst. Ein Amputat kann auch, wenn es später gefunden wird, noch in die Klinik gebracht werden. Die Entscheidung, ob es replantiert werden kann, treffen die behandelnden Ärzte in der Klinik.

Prellungen und Verstauchungen

Bei einer falschen Bewegung können Bänder eines Gelenks überdehnt werden (Verstauchung) oder gar reißen (Ruptur). Heftige Schläge können Einblutungen in die Muskulatur und das umgebende Gewebe verursachen (Prellung). Das Blut drückt auf das umgebende Gewebe, verursacht Schmerzen und eine Schwellung. Bei solchen Verletzungen hat es sich bewährt, sofort zu pausieren, die verletzte Stelle zu kühlen, mit Bandagen zu komprimieren und hoch zu lagern. Zum Kühlen nehmen Sie einen Eisbeutel, um den Sie ein Tuch wickeln. So wird Erfrierungen durch einen direkten Kontakt mit der Haut vorgebeugt. Wenn die Bewegung schmerzhaft bleibt, sollten Sie einen Arzt aufsuchen.

Prellungen und Verstauchungen

Pause	**P**
Eis	**E**
Compression	**C**
Hochlagern	**H**

Mit dem Kürzel **PECH** merken Sie sich die Maßnahmen bei leichten Sportverletzungen.

Atemnot

Sicherlich kennen Sie das unangenehme Gefühl, wenn Sie außer Atem kommen. Durch Pausieren und tiefes Luft holen ist diese Unannehmlichkeit schnell wieder behoben. Daher ist es auch nicht schwer sich vorzustellen, wie unangenehm es ist, wenn dieses Gefühl anhält, weil eine Störung der Atmung vorliegt. Der Grund, warum der Mensch Luftnot als so drastisch empfindet, ist: Atemnot ist ein Alarmsignal des Körpers und bedeutet Lebensgefahr!

Atemnot kann verschiedene Ursachen haben, z. B. Erkrankungen des Kreislaufsystems. Ist kein offensichtlicher Grund für ein Problem im Bereich der Atemwege zu erkennen, gehen Sie gemäß der Basismaßnahmen vor (siehe S. 41 ff.) und setzen Sie umgehend einen Notruf ab.

Klagt jemand über Atemnot, helfen Sie dem Betroffenen zunächst sich aufzusetzen. Öffnen Sie die Fenster und beruhigen Sie ihn. Manchmal schafft es ein wenig Erleichterung beim Durchatmen, wenn der Betroffene sich mit den Armen abstützt. Auch können Sie ihm bei der Einnahme von ärztlich verschriebenen Medikamenten, z. B. Asthmaspray oder Nitrokapseln, unterstützen.

Checkliste!
Maßnahmen bei Luftnot

- sofort Notruf absetzen: „Atemnot"
- aufsetzen und Oberkörper hoch lagern
- Fenster öffnen
- beruhigen
- nicht alleine lassen

Insektenstich

Ein Insektenstich kann zu einer örtlichen Schwellung oder aber auch zu einer allergischen Reaktion des Körpers führen. Durch Kühlen können der Schmerz und das Anschwellen gelindert werden. Bei einem Insektenstich im Mund- und Rachenbereich sollten Sie versuchen, die betroffene Stelle durch Lutschen von Eis zu kühlen. Zusätzlich kann am Hals Eis in einem Waschlappen aufgelegt werden, um das Anschwellen möglichst gering zu halten und einer damit einhergehenden Luftnot vorzubeugen. Der Betroffene schwebt ebenso wie bei einer allergischen Reaktion in Lebensgefahr und bedarf umgehend ärztlicher Behandlung. Setzen Sie daher schnellstmöglich einen Notruf ab!

!

Merke!
Bei Insektenstichen im Mund- und Rachenraum Notruf absetzen, Eis lutschen lassen, kühlen von Nacken- und Halsbereich.
Bei bekannter Allergie: Notruf absetzen, gegebenenfalls vorhandenes Notfall-Kit einsetzen.
Allgemeine Maßnahme: Kühlen der Einstichstelle.

Fremdkörper

Sich zu verschlucken kennen Sie sicher aus eigener Erfahrung. Wenn dabei ein Fremdkörper stecken bleibt, besteht die Gefahr, dass die Atemwege verlegt (verschlossen) werden. Dies kann in seltenen Fällen auch mit einer schweren Kreislaufstörung einhergehen.

Solange jemand bei Bewusstsein ist, unterstützen Sie das Husten, indem Sie dem Betroffenen bei vornüber gebeugtem Oberkörper kräftig mit der flachen Hand auf den Rücken schlagen. Manchmal löst das den Fremdkörper und er wird ausgehustet. Gelingt dies nicht, sollten Sie umgehend einen Notruf absetzen. Bei Auftreten einer Atemstörung lagern Sie den Betroffenen mit dem Rücken auf einer harten Unterlage (Boden) und beginnen mit der Herz-Lungen-Wiederbelebung (siehe S. 41 ff.). Setzen Sie die Basismaßnahmen fort, bis der Rettungsdienst diese übernimmt oder bis durch eine Verlagerung des Fremdkörpers die normale Atmung wieder einsetzt.

Kinder, die einen Gegenstand verschluckt haben, ermuntern Sie, diesen auszuhusten. Schauen Sie in den Mund, ob Sie den Fremdkörper sehen und entfernen können. Andernfalls setzen Sie sich auf einen Stuhl und legen das Kind bäuchlings auf Ihre Oberschenkel. Nun klopfen Sie mit der flachen Hand fünfmal kräftig zwischen den Schulterblättern auf den Rücken. Bei drohendem Ersticken setzen Sie schnellstmöglich einen Notruf ab (am besten durch Dritte) und wenden die Basismaßnahmen an (siehe S. 41 ff.), wobei Sie Kinder vor Beginn der Herz-Druck-Massage fünfmal beatmen. Besonderheiten bei der Versorgung von Kindern werden übrigens in entsprechenden Kursen gelehrt. Bevor Sie jedoch aus Angst, etwas fasch zu machen, nichts tun, gehen Sie auch bei Kindern wie beim Erwachsenen vor. Bei der Beatmung sollten Sie nur einen

Teil Ihrer Ausatemluft verwenden, da das Lungenvolumen von Kindern deutlich geringer ist. Für die Herz-Druck-Massage benötigen Sie sehr viel weniger Kraft als beim Erwachsenen und es genügt zum Drücken in der Regel ein Handballen.

Kreislauf

Schock

Ein Schock bezeichnet eine schwerwiegende Störung des Kreislaufs. Wenn nicht mehr genügend mit Sauerstoff gesättigtes Blut zu den Organen fließt, erleiden diese unter Umständen schwerwiegende Schäden. Bei Unfallopfern verursachen in der Regel große Blutverluste einen Schockzustand.

!

Typische Symptome bei Schock

- Verwirrtheits- oder Angstzustände
- Bewusstseinsstörungen (z. B. Teilnahmslosigkeit, Unruhe) bis hin zur Bewusstlosigkeit
- blasse, fahle bis bläuliche Hautfarbe
- Puls in der Regel sehr schnell und kaum oder manchmal gar nicht tastbar
- kalter Schweiß, besonders auf Stirn und Handinnenflächen

Sofortmaßnahmen bei einem Schock

Die Gefahr, die für den Betroffenen im Schockzustand besteht, wird häufig unterschätzt! Handeln Sie daher zügig! Beruhigen Sie ihn und schirmen Sie ihn vom Unfallgeschehen oder von Schaulustigen ab. Decken Sie ein Unfallopfer am besten mit einer Rettungsdecke zu. Legen Sie den Betroffenen als nächstes in die sogenannte Schocklage.

Schocklage

Ziel dieser Maßnahme ist es, den Kreislauf so zu unterstützen, dass der Körper wieder besser versorgt werden kann. In der Regel erreicht man dies bei großen Blutverlusten dadurch, dass man durch Anheben der Beine dem Kreislauf mehr Blutvolumen zur Verfügung stellt.

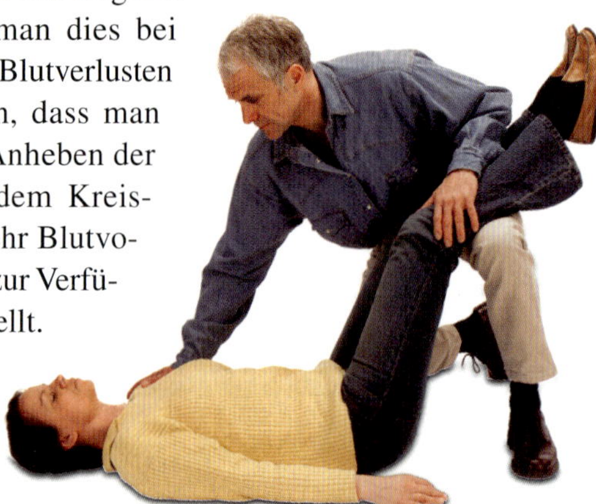

Legen Sie bei einem Schock den Kopf des Betroffenen tief und dessen Beine hoch, notfalls auf Ihren Oberschenkel.

Bei der Schocklage werden die Beine des Betroffenen durch Hochhalten und/oder Unterlegen von geeigneten Materialien (z. B. Decken, Kleidungsstücke, Getränkekisten) in einem Winkel von 20 bis 30 Grad zum Boden entsprechend höher als der Körperstamm gelagert.

Wichtig: Eine Schocklagerung wird nicht durchgeführt, wenn eine Verletzung der Wirbelsäule vermutet wird oder eine Pumpschwäche des Herzens vorliegt, etwa bei einem Herzinfarkt. Bei Bewusstlosigkeit und erhaltener normaler Atmung hat die stabile Seitenlage (siehe S. 50 ff.) Vorrang. Bei Bewusstlosigkeit und Atemstillstand bzw. -störung muss der Betroffene umgehend auf den Rücken gelegt und mit der Herz-Lungen-Wiederbelebung (siehe S. 41 ff.) begonnen werden. Bei sehr stark unterkühlten Personen (im Winter, bei langer Liegezeit im Freien, im Wasser) ist die Schocklagerung nur sehr zurückhaltend anzuwenden. In diesem Fall sollten Sie immer die Temperatur des Betroffenen ertasten und ganz grob einschätzen („normal temperiert“, „kalt“, „sehr kalt“).

Unfallopfer, die bewusstseinsklar sind und eine normale Atmung aufweisen, lassen Sie möglichst so liegen, wie Sie sie angetroffen haben. Unnötige Lagerungsmaßnahmen können die Unfallschäden des Betroffenen verschlimmern. Schützen Sie ihn jedoch vor Wärmeverlusten, indem Sie ihn möglichst mit einer Rettungsdecke zudecken.

Bei Notfällen, die durch Erkrankungen hervorgerufen werden, können Sie dem Betroffenen helfen, die von ihm gewünschte Lage einzunehmen. Bei Atemnot wird die sitzende Position als angenehm empfunden. Bei einer Pumpschwäche des Herzens, z. B. bei einem Herzinfarkt, sollte der Oberkörper leicht erhöht gelagert werden. Bei Bauchschmerzen zieht der Betroffene intuitiv die Beine an. Eine zusätzliche Hochlagerung des Oberkörpers zur weiteren Entlastung der Bauchdecken wird ebenfalls als angenehm empfunden.

!

Merke!
Bewusstseinsklare und normal atmende Unfallverletzte sollten Sie nicht unnötig umlagern, jedoch vor Wärmeverlust schützen. Bei Schockzuständen sollten die Beine des Verunglückten hoch gelagert werden (sogenannte Schocklage).
Bei Luftnot, Herzerkrankung oder Bauchschmerzen ist eine Hochlagerung des Oberkörpers sinnvoll.

Herzinfarkt

Drückende, stechende Schmerzen und ein Engegefühl in der Brust gelten als Warnsignal für einen Herzinfarkt. Dabei kommt es zum Verschluss eines das Herz versorgenden Blutgefäßes, wodurch Herzmuskelgewebe abstirbt. Treten Schmerzen auf, strahlen diese häufig in den (linken) Arm, Rücken, Hals oder Bauch aus. Allerdings müssen Schmerzen nicht immer vorhanden sein. Viele Patienten empfinden große Angst, sind unruhig und schwitzen. Es kann zu schwerwiegenden Kreislaufproblemen kommen.

Wichtig ist es, bei derartigen Beschwerden an die Möglichkeit eines Herzinfarktes zu denken. Setzen Sie umgehend einen Notruf ab und schildern Sie der Rettungsleitstelle hierbei präzise die Beschwerden des Betroffenen.

Checkliste!
Maßnahmen bei Verdacht auf einen Herzinfarkt

- Notruf absetzen
- lagern nach Wunsch, meist Oberkörper hoch
- Betroffener soll sich auf keinen Fall anstrengen
- beengende Kleidung öffnen, Fenster öffnen
- nicht alleine lassen
- beruhigen
- ständig Bewusstsein und Atmung kontrollieren
- bei Bewusstlosigkeit und Atemstillstand: Herz-Lungen-Wiederbelebung (siehe S. 41 ff.)

Schlaganfall

Beim Schlaganfall tritt eine Durchblutungsstörung bestimmter Bereiche des Gehirns auf. Je nach betroffenem Areal fallen dabei bestimmte Funktionen des Zentralen Nervensystems komplett oder teilweise aus. Neben Bewusstseinsstörungen können Lähmungen einer Körperseite, Sprachstörungen oder auch ein plötzlich hängender Mundwinkel Hinweise auf einen Schlaganfall sein. Auch wenn die neurologischen Ausfälle sich rasch wieder bessern, sollten Sie dennoch umgehend einen Notruf absetzen. Denn der Zustand des Betroffenen kann sich jederzeit wieder verschlechtern. Lassen Sie ihn auf keinen Fall unbeobachtet und beginnen Sie gegebenenfalls mit den Basismaßnahmen (siehe S. 41 ff.).

Hitze- und Kälteschäden

Es gibt viele Situationen, in denen wir der Einwirkung von Hitze, Sonneneinstrahlung oder Kälte ausgesetzt sind. Im Sommer werden nicht nur im Mittelmeerraum, sondern auch in unseren Breiten oft 30° C und mehr erreicht. Dabei brennt die Sonne sengend vom Himmel herab. Und wenn Sie im Winter bei eisigen Temperaturen am Skilift lange in einer Schlange angestanden haben oder mit Ihren Kindern beim Schlittenfahren waren, wissen Sie auch, wie schnell es einem kalt wird.

Hitzschlag und Sonnenstich

Insbesondere im Sommer ist es wichtig, ausreichend viel zu trinken. Die normale Trinkmenge sollte für einen Erwachsenen mindestens 2 l pro Tag betragen. Bei großer Hitze und entsprechendem Flüssigkeitsverlust durch das Schwitzen steigt der tägliche Bedarf der Trinkmenge erheblich an. Kleine Kinder sind bei Hitze besonders gefährdet, weil ihre Temperaturregulation noch nicht so funktioniert wie bei Erwachsenen. Deshalb gilt besonders für Kinder: ausreichend trinken! Einen Hitzschlag kann aber auch der erleiden, dessen Körper nicht in der Lage ist, Wärme abzugeben. Dazu muss es nicht brütend heiß sein. Anzeichen eines drohenden Hitzschlags sind Kopfschmerz, Schwindel und Übelkeit. Bei der Verschlechterung des Zustands, etwa beim Auftreten einer Bewusstseinstrübung, sollten Sie einen Notruf absetzen und gegebenenfalls die Basismaßnahmen (siehe S. 41 ff.) durchführen.

Checkliste!
Maßnahmen bei einem Hitzschlag

- Betroffenen ausreichend trinken lassen
- in kühle Umgebung bringen
- Kleidung öffnen
- vorsichtig kühlen

Ein Zuviel an Sonne auf den ungeschützten Kopf und Nacken kann zu einer Reizung der das Gehirn umgebenden Schichten, der Hirnhäute, führen und damit zum Sonnenstich. Die Betroffenen haben einen hochroten Kopf, klagen über Kopf- und Nackenschmerzen sowie über Schwindel und Übelkeit. Im Extremfall kann auch hier eine Bewusstseinsstörung auftreten. Durch die Bedeckung des Kopfes mit einem Hut, Tuch oder einer Kappe kann man einem Sonnenstich meist vorbeugen. Die silberne Seite einer Rettungsdecke, die in jedem Verbandkasten zu finden ist, reflektiert die Sonnenstrahlung und schützt im Notfall vor ihr, wenn man diese als Außenseite verwendet.

Checkliste!
Maßnahmen bei einem Sonnenstich

- Betroffenen beruhigen
- in kühle, schattige Umgebung bringen
- mit erhöhtem Oberkörper lagern
- den Kopf kühlen (Wasser, feuchte Tücher)
- bei Störungen des Bewusstseins Notruf absetzen
- bei Bewusstseinsstörung mit erhaltener normaler Atmung Lagerung in stabiler Seitenlage (siehe S. 50 ff.), andernfalls Beginn der Herz-Lungen-Wiederbelebung (siehe S. 41 ff.)

Achtung: Bei kleinen Kindern kann es zu einer Hirnhautentzündung kommen, die umgehend einer ärztlichen Behandlung bedarf. Beschwerden können auch erst Stunden nach der Sonneneinstrahlung auftreten. Denken Sie daran, wenn am Abend eines heißen Sommertages Ihre Kinder über Kopf- und Nackenschmerzen klagen.

Verbrennung und Verbrühung

In der leichtesten Form kennen Sie Verbrennungen aus dem Urlaub, wenn Sie zu lange in der Sonne gelegen haben. Ein Sonnenbrand ist eine Verbrennung ersten Grades. Die Haut wurde durch die UV-Strahlen geschädigt, ist rot und schmerzt. Bei Erwachsenen und besonders bei Kindern entstehen schwere Schäden, die später zu Hautkrebs führen können. Daher gilt es, sich und seine Kinder durch Sonnenschutzcremes mit sehr hohem Lichtschutzfaktor und durch geeignete Kleidung vor einem Sonnenbrand zu schützen.

Zur Linderung der Beschwerden bei einem eingetretenen Sonnenbrand helfen feuchte Tücher zur Kühlung

> **Merke!**
> Schützen Sie sich und Ihre Kinder vor der Sonne und einem gefährlichen Sonnenbrand!

und geeignete Cremes. Lassen Sie sich am besten von einem Apotheker oder einem Arzt beraten. Wenn eine große Körperoberfläche betroffen ist und sich Fieber oder Schüttelfrost entwickeln, suchen Sie einen Arzt auf.

Wenn heißes, gar kochendes Wasser auf die Haut trifft oder Flammen direkt auf diese einwirken, entsteht meist eine höhergradige Verbrühung bzw. Verbrennung. Die Haut ist rot, Brandblasen zeigen sich, teilweise verkohlen sogar Hautareale. Wenn derartige Schäden größere Hautflächen betreffen, besteht Lebensgefahr. Daher gilt es, die Ausdehnung der Schädigung so klein wie möglich zu halten. Löschen Sie brennende Personen umgehend durch Wasser. Eine andere Möglichkeit ist es, die Flammen zu ersticken, indem Sie den Brennenden in eine Decke wickeln. Wenn Sie einen Feuerlöscher verwenden, darf das Löschmittel auf keinen Fall auf das Gesicht des Betroffenen gerichtet werden.

Bei Verbrühungen ist es vordringlich, die nicht mit der Haut verklebte, heiße Kleidung so schnell wie möglich zu entfernen. Falls nicht schon geschehen, sollten Sie nun den Rettungsdienst alarmieren. Die geschädigten Bereiche sollten abgelöscht werden, damit sich der Schaden nicht weiter ausbreitet und die Schmerzen nachlassen. Fließendes Leitungswasser ist hier hervorragend geeignet. Insbesondere bei Kindern müssen Sie darauf achten, dass sie durch das kalte Wasser nicht auskühlen. Nach dem Ablöschen sollte man die Verbrennung oder Verbrühung mit sterilem Verbandsmaterial abdecken. Weitere Maßnahmen wie etwa Salben, Cremes oder auch das Aufstechen von Brandblasen sind nicht sinnvoll und sollten unterlassen werden.

Checkliste!
Maßnahmen bei Verbrennungen und Verbrühungen

- Betroffenen löschen
- nicht verklebte, heiße Kleidung entfernen
- Notruf absetzen
- steriles Abdecken der Wundfläche
- Verletzten ständig überwachen

Menschen mit großflächigen Verbrennungen schweben in Lebensgefahr. Durch die großen Flüssigkeitsverluste können sie einen Kreislaufzusammenbruch erleiden. Lassen Sie die Betroffenen nicht unbeobachtet. Bringen Sie sie gegebenenfalls in die Schocklage (siehe S. 78). Bei einer Verschlechterung ihres Zustands führen Sie die Basismaßnahmen (siehe S. 41 ff.) durch, bis der Rettungsdienst diese übernimmt.

Leichte Unterkühlung

Solange jemand friert und dies äußern kann, ist ihm mit warmen, vielleicht sogar gezuckerten Getränken gut geholfen. Nasse Kleidung sollte möglichst schnell durch trockene ersetzt werden. Wenn in einem Notfall Decken und Ähnliches nicht vorhanden sind, kann die Rettungsdecke, die zur Ausstattung eines Verbandkastens im Auto gehört, gute Dienste leisten. Sie besteht aus einer mit Metall bedampften Kunststofffolie und hat eine goldene und eine silberne Seite. Beide Seiten reflektieren Wärme und Licht. In der Regel wird empfohlen, die silberne Seite zum Unterkühlten hin zu verwenden. Mit der goldenen Seite als Außenseite ist die Rettungsdecke außerdem auf weißen Schneeflächen weithin sichtbar. Die Decke ist so groß, dass Sie den Betroffenen darin vollständig einwickeln können. Das Gesicht sollte dabei unbedeckt bleiben.

Schwere Unterkühlung

Vor allem für verletzte Personen, die länger im Freien liegen, besteht die Gefahr einer schweren Unterkühlung. Hierbei ist wichtig zu wissen: Eine schwere Unterkühlung droht nicht ausschließlich bei Kälte. Ein Unfallverletzter kann aufgrund des Traumas, Blutverlustes und Kreislaufschocks auch bei Wärme oder gar Hitze zu frieren beginnen. Schützen Sie ihn daher frühzeitig mit einer Decke.

Sobald der Betroffene nicht mehr sagen kann, dass ihm kalt ist, er müde wird oder gar das Bewusstsein verliert, darf der Unterkühlte nicht weiter Wärme verlieren. Am besten schützt man ihn mit einer Woll- oder Rettungsdecke. Es sollte keine Wärme von außen zugeführt werden. Treffen Sie die verletzte Person bereits schwer unterkühlt an, versuchen Sie auf keinen Fall, sie aufzuwärmen, indem Sie deren Arme und Beine bewegen. Dabei fließt kaltes Blut aus den Extremitäten zurück in den Körperstamm, was zu erheblichen Kreislaufproblemen bis hin zum Kreislaufstillstand führen kann.

Checkliste!
Maßnahmen bei schwerer Unterkühlung

- Notruf absetzen
- Wärme erhalten durch Zudecken
- Rettungsdecke aus dem Verbandkasten mit silberner Seite zum Betroffenen
- Betroffenen nicht bewegen, waagerecht lagern
- ständig Bewusstsein und Atmung überprüfen
- bei Eintrübung des Bewusstseins stabile Seitenlage (siehe S. 50 ff.) bzw. bei Bewusstseinsverlust und Atemstörung Herz-Lungen-Wiederbelebung (siehe S. 41 ff.)
- Erwärmung erst in der Klinik

Stromunfälle

Im Haushalt

Der tägliche Umgang mit Strom täuscht über die Gefahren hinweg, die davon ausgehen können. Insbesondere in Haushalten ohne Fehlerstromschutzschalter (kurz FI-Schalter) besteht das Risiko, dass es bei Berührung mit Strom führenden Bauteilen von Elektrogeräten zu Unfällen kommt. Besonders gefährlich sind defekte Geräte. Bei einer Spannung von 230 Volt im Haushalt spricht man von Niederspannung. Da es sich hier um Wechselstrom handelt, kann dieser, wenn er durch das Herz fließt, besonders leicht Herzrhythmusstörungen auslösen. Im schlimmsten Fall wird der Betroffene sehr rasch bewusstlos und kann sich nicht mehr selbst aus der Gefahrenzone entfernen. Bei elektrischem Strom müssen Sie besonders auf den Eigenschutz achten. Niemals sollte das Gerät oder der Betroffene berührt werden, bevor nicht am Sicherungskasten der Strom vollständig abgeschaltet wurde. Nur wenn Sie den Sicherungskasten nicht finden, ziehen Sie notfalls den Netzstecker des Gerätes. Da der Strom jedoch auch über Feuchtigkeit geleitet werden kann und nicht immer klar ist, welche Gegenstände gerade gefährlich sind, ist dies eine unsichere Methode.

Nach dem Abschalten des Stroms setzen Sie den Notruf ab und gehen gemäß den Basismaßnahmen (siehe S. 41 ff.) vor. Ansonsten bringen Sie sich selbst in Lebensgefahr! Bei einem längeren Stromkontakt drohen Herz-Kreislauf-Stillstand, Atemstillstand sowie Bewusstlosigkeit.

> **Merke!**
> Bei einem Stromunfall im Haus müssen Sie immer zuerst den Strom, möglichst am Sicherungskasten, vollständig abschalten. Dann setzten Sie den Notruf (ggf. mit Handy) ab und ergreifen die Basismaßnahmen. Nach einem Stromschlag ist eine Untersuchung des Herzens in der Klinik notwendig, um Herzrhythmusstörungen auszuschließen.

Hochspannungsunfälle

Alle Stromleitungen, die über 1000 Volt führen – Überlandleitungen liegen in einem Bereich von bis zu 380 000 Volt –, stellen bei Unfällen eine große Gefahr dar. Das gilt auch für die Oberleitungen der Eisenbahn. Durch die hohe Spannung kann der Strom auch als sogenannter Lichtbogen mehrere Meter durch die Luft auf umstehende Gegenstände und Personen überspringen. Das Risiko für einen Helfer, sich bei einem Hochspannungsunfall auch nur in die Nähe des Unfallopfers zu begeben, wäre immens groß. Daher

Checkliste!
Maßnahmen bei Hochspannungsunfällen

- Notruf absetzen
- von der Unfallstelle fernhalten (mindestens 15 m)
- Rettung ausschließlich durch Fachpersonal nach Abschalten des Stroms und Erdung

muss bei diesen Unfällen die Rettung von Betroffenen unbedingt von Fachleuten übernommen werden.

Vergiftungen

Zahlreiche Stoffe können im menschlichen Körper lebensbedrohliche Störungen hervorrufen. Die Aufnahme dieser Stoffe erfolgt entweder durch Verschlucken, Kontakt mit der Haut oder auch durch Einatmen. Um bei Kontaktgiften, beispielsweise dem Pflanzenschutzmittel E 605, als Ersthelfer den Eigenschutz zu wahren, ist es unverzichtbar, vor der ersten Berührung des Betroffenen Schutzhandschuhe anzulegen! Bei gasförmigen Giften ist die Rettung aus der gefährlichen Umgebung ohne Atemschutzgerät nicht möglich und daher Aufgabe der Feuerwehr. Setzen Sie umgehend einen Notruf ab, damit die Rettungsleitstelle die Feuerwehr zum Unfallort ruft.

Die sechs W-Fragen beim Melden einer Vergiftungen

Wer	**ist vergiftet?** (Alter und Körpergewicht des Betroffenen)
Welches	**Gift wurde eingenommen?** (Art und Konzentration des Giftes)
Wann	**wurde das Gift eingenommen?**
Wie	**hat sich der Betroffene vergiftet?** (Giftaufnahme)
Welche	**Vergiftungsanzeichen sind erkennbar?** (Symptome)
Welche	**Maßnahmen wurden bereits durchgeführt?**

Werfen Sie das vermutete Gift und verdächtige Gegenstände, etwa Tablettenpackungen, nicht weg, sondern übergeben Sie diese dem Rettungsdienst. Nur so kann im Nachhinein der auslösende Stoff ermittelt werden. Oft hängt davon auch die erfolgreiche Therapie durch den Notarzt oder das aufnehmende Krankenhaus ab.

Solange nicht der Verdacht auf Kontaktgifte oder Gase besteht und deshalb an den Eigenschutz gedacht werden müsste, gehen Sie gemäß den lebensrettenden Sofortmaßnahmen vor (siehe S. 35 ff.). Über die Rettungsleitstelle beim Absetzen des Notrufs oder aus dem Telefonbuch erfahren Sie die Telefonnummer des Giftnotrufs in den großen Städten. Die meisten Giftnotrufzentralen sind mittlerweile unter der bundeseinheitlichen Telefonnummer 192 40 zu erreichen. Unter dieser Telefonnummer stehen Ihnen Experten mit gezielten Auskünften zur Seite.

Zuckerkrankheit/Diabetes mellitus

Die sogenannte Zuckerkrankheit, Diabetes mellitus, ist eine weit verbreitete Stoffwechselstörung. Darunter versteht man das Auftreten überhöhter Blutzuckerspiegel, die unterschiedliche Ursachen haben können. Es gibt zwei Komplikationen bei zuckerkranken Personen, die lebensbedrohliche Notfälle und damit Erste Hilfe erforderlich machen können, den Über- und den Unterzucker.

Überzucker

Der sogenannte Überzucker ist gekennzeichnet durch einen erhöhten Blutzuckerspiegel. Dieser entsteht langsam und ebenso langsam entwickeln sich auch die

Symptome des Betroffenen. Zunächst fällt auf, dass der Betroffene sehr viel trinkt und häufig Wasser lassen muss, da über den Urin mit dem Zucker auch viel Wasser ausgeschieden wird. Der Körper versucht so, den Zuckergehalt des Blutes zu senken. Da diese Gegenregulation irgendwann nicht mehr ausreicht, kommt es zu einer zunehmenden Eintrübung des Bewusstseins. Extrem hohe Blutzuckerwerte stören zunehmend die Funktionen des Gehirns. Spätestens bei den ersten Anzeichen einer Bewusstseinsstörung sollten Sie einen Notruf absetzen und anschließend gemäß den Basismaßnahmen (siehe S. 41 ff.) vorgehen. Der Betroffene schwebt in Lebensgefahr und bedarf der sofortigen Behandlung durch einen Notarzt!

Unterzucker

Viele Menschen mit Diabetes mellitus werden mit Insulin behandelt, damit ihr Stoffwechsel richtig funktionieren kann. Das Insulin wird dabei nach Vorgabe des Arztes regelmäßig unter die Haut gespritzt oder per eingepflanzter Insulinpumpe abgegeben. Der Bedarf des Körpers an Insulin ist jedoch nicht immer gleich. Wird mehr gegessen, dann ist mehr Insulin erforderlich, um den Blutzucker nicht zu hoch steigen zu lassen. Bei körperlicher Aktivität oder geringerer Nahrungsaufnahme ist weniger Insulin notwendig, damit der Zuckergehalt des Blutes ein Mindestmaß nicht unterschreitet. Dieses Mindestmaß wird vom menschlichen Gehirn benötigt, um richtig funktionieren zu können. Ist die Menge des gespritzten Insulins größer als der Körper benötigt, sinkt der Blutzucker bei Diabetikern gefährlich ab.

Anzeichen einer Unterzuckerung werden nicht immer vom Betroffenen selbst bemerkt. Sie sind kaltschweißig, verwirrt, unsicher auf den Beinen und lallen manchmal sogar, sodass man den Eindruck haben könnte, sie seien betrunken. Bei weiterem Abfall des Blutzuckerspiegels drohen Bewusstseinsverlust, Herz-Kreislauf- und Atemstillstand. Setzen Sie daher frühzeitig einen Notruf ab und gehen Sie gemäß den lebensrettenden Sofortmaßnahmen vor (siehe S. 35 ff.).

Solange die zuckerkranke Person noch ansprechbar ist und schlucken kann, geben Sie ihm Traubenzucker oder zuckerhaltige Flüssigkeiten zu trinken: Limonaden, gezuckerten Tee oder Ähnliches. Setzen Sie umgehend einen Notruf ab, da der Betroffene in akuter Lebensgefahr schwebt! Beim Vorliegen einer Unterzuckerung bessert sich der Zustand des Betroffenen recht schnell. Dennoch bedarf er einer weiteren notärztlichen Behandlung.

Wenn ein unterzuckerter Patient nicht mehr ansprechbar ist oder wenn er beginnt, das Bewusstsein zu verlieren, darf er nichts mehr zu trinken oder zu essen bekommen. Das Einflößen von Flüssigkeiten ist dann gefährlich, da sich der Patient verschlucken könnte und nicht mehr abhusten kann. Die Flüssigkeit würde in die Lunge geraten und dort Probleme bei der Atmung verursachen.

Konsequenz: Ein Diabetiker, dessen Bewusstsein gestört ist, der aber noch normal atmet, gehört in die stabile Seitenlage (siehe S. 50 ff.). Bei Bewusstseinsverlust und Atemstörung sollten Sie umgehend mit der Herz-Lungen-Wiederbelebung (siehe S. 41 ff.) beginnen. Noch vor dem Ergreifen dieser Maßnahmen sollten Sie einen Notruf absetzen. Weisen Sie beim Notruf darauf hin, dass der Patient bewusstlos ist.

Wichtig für die Erste Hilfe

Verbandkasten

Verbandkästen sind im Auto Pflicht, denn sie können helfen, Leben zu retten. Sie müssen den Vorschriften entsprechen (DIN-Norm 13164) und das Material darf nicht veraltet sein, denn sonst könnte die Hilfe nicht ef-

Inhalt eines Verbandkasten nach DIN 13164

1 Heftpflaster	starr	2,5 cm x 5 m
8 Wundschnellverband	elastisch	10 cm x 6 cm
1 Verbandpäckchen	groß (steril)	10 cm x 12 cm
3 Verbandpäckchen	mittel (steril)	8 cm x 10 cm
1 Verbandtuch	(steril)	60 cm x 80 cm
2 Verbandtücher	(steril)	40 cm x 60 cm
6 Kompressen	(steril)	10 cm x 10 cm
2 Mullbinden		6 cm x 4 cm
3 Mullbinden		8 cm x 4 cm
2 Dreiecktücher		96 x 96 x136 cm
4 Einmalhandschuhe		
1 Rettungsdecke	gold/silber	210 cm x 160 cm
1 Rettungsschere		
1 Erste-Hilfe-Broschüre		
1 Inhaltsverzeichnis		

fektiv sein. Einige Teile des Verbandkastens unterliegen einem Verfallsdatum. Ist dieses erreicht, müssen alle abgelaufenen Artikel ausgetauscht werden. Überprüfen Sie den Inhalt Ihres Verbandkastens deshalb in regelmäßigen Abständen. Ziehen Sie ein paar Zentimeter von der Heftpflasterrolle ab und untersuchen Sie, wie gut das Material noch klebt. Tauschen Sie die Einmalhandschuhe regelmäßig aus.

Haben Sie etwas aus dem Verbandkasten entnommen, kaufen Sie es sofort nach und deponieren Sie es wieder im Verbandkasten. Sollten Sie einen neuen Verbandkasten kaufen, seien Sie bei Billigangeboten vorsichtig. Viele erfüllen die erforderliche DIN-Norm nicht. Auch in jedem Haushalt sollte Verbandmaterial griffbereit an einem für jedes Familienmitglied bekannten Ort vorhanden sein.

Sicherheitsausrüstung im Fahrzeug

Warndreieck

Das Mitführen eines Warndreiecks im Auto ist Pflicht in Deutschland. Vergewissern Sie sich, wo es sich in dem Auto befindet, mit dem Sie gerade fahren. Beim Aufstellen denken Sie an den Eigenschutz und ziehen am besten bei Tag und Nacht, besonders aber bei Dunkelheit und schlechten Sichtverhältnissen eine Warnweste (siehe S. 100) über.

Warnweste

Im Gegensatz zu zahlreichen EU-Nachbarländern ist sie in Deutschland noch nicht Vorschrift. Die Sicherheit im Straßenverkehr ist jedoch von der Erkennbarkeit der Situation abhängig. Eine gelb, grün, orange oder rot reflektierende Weste mit reflektierenden Streifen kann Ihr Leben schützen helfen.

Taschenlampe

Sie ist in vielen Situationen hilfreich. Moderne LED-Taschenlampen brauchen wenig Strom und liefern viel Licht. Mit einer Stirnlampe haben Sie die Hände frei.

Einmal-Beatmungsmaske

Mund-zu-Mund- oder Mund-zu-Nase-Beatmung können auch über eine einfache Beatmungsmaske durchgeführt werden. Dadurch wird der direkte Kontakt des Helfers mit dem Unfallopfer vermieden.

Gurtmesser

Es kann Ihnen helfen, wenn man einen Verletzten aus dem Fahrzeug retten will und das Schloss des Sicherheitsgurtes klemmt; vermindert die Verletzungsgefahr.

Feuerlöscher

Ein Feuerlöscher kann für Notfälle im Auto mitgeführt werden. Allerdings braucht er eine spezielle Halterung, damit er bei einem Unfall nicht zu einem gefährlichen Geschoss wird. Es ist wichtig, dass Sie sich zuvor mit dem Gebrauch des Feuerlöschers vertraut machen. Die Anleitung ist meist auf dem Gerät selbst aufgedruckt oder aufgeklebt. Viele Fahrzeughersteller bieten Feuerlöscher als Extra an.

Kurse in den lebensrettenden Sofortmaßnahmen

Wer an eine Unfallstelle kommt, sollte ohne langes Überlegen wissen, was zu tun ist, um die Zeit bis zum Eintreffen des Rettungsdienstes sinnvoll zu überbrücken. Deshalb muss jeder, der in Deutschland einen Pkw- oder Motorrad-Führerschein (Führerscheinklassen A, B, L, M, S, T) erwerben will, an einem Kurs der lebensrettenden Sofortmaßnahmen am Unfallort (vier Doppelstunden) teilnehmen. Er umfasst die grundlegenden Hilfemaßnahmen und ist auf Unfälle im Straßenverkehr ausgerichtet. Man lernt unter anderem die Kontrolle der Vitalfunktionen, das Absetzen des Notrufs, die stabile Seitenlage, die Herz-Lungen-Wiederbelebung sowie Maßnahmen bei Schockzuständen.

Das erlernte Wissen sollten Sie regelmäßig auffrischen, um die Maßnahmen in einer plötzlich eintretenden Notfallsituation anwenden zu können. Außerdem ändern sich von Zeit zu Zeit die Vorgaben an die Erste-Hilfe-Leistung. In den letzten Jahren sind die Vorgaben für die Erste Hilfe für Laien einfacher geworden. Die in diesem Ratgeber dargestellte Herz-Lungen-Wiederbelebung und die stabile Seitenlage entsprechen den Empfehlungen der Bundesärztekammer aus dem Jahr 2006. Die Rettungsorganisationen bieten auf dieser Basis kürzere Auffrischungskurse für jedermann an. Fassen Sie sich ein Herz und besuchen Sie einen solchen Auffrischungskurs! Bedenken Sie, dass die meisten Notfälle in der häuslichen Umgebung bei Familienangehörigen, Freunden oder Verwandten auftreten. Möchten Sie dann nicht auch helfen können?

Anbieter für diese Kurse sind unter anderem der Arbeiter-Samariter-Bund, die Deutsche Lebens-Rettungs-Gesellschaft, das Deutsche Rote Kreuz, die Johanniter-Unfall-Hilfe und der Malteser Hilfsdienst. Diese Hilfsorganisationen haben sich in der Bundesarbeitsgemeinschaft Erste Hilfe (BAGEH) zusammengeschlossen und sich die Aufklärung über die Notwendigkeit der Ersten Hilfe durch Laien zum Ziel gemacht. Ihre Erste-Hilfe-Kurse entsprechen fachlich und inhaltlich dem jeweiligen Stand der medizinischen Wissenschaft.

Der ADAC – Im Notfall immer für Sie da

Die ADAC Luftrettung

Die „Gelben Engel" der Lüfte versorgen Menschen mit schweren Erkrankungen oder nach Unfällen im Verkehr, bei der Arbeit oder zu Hause. Tag für Tag, von 7 Uhr morgens bis Sonnenuntergang, sind die Rettungsteams im weltweit dichtesten Luftrettungsnetz einsatzbereit. In weniger als zwei Minuten sind die Maschinen startklar. Ihr Einsatzradius beträgt 50 Kilometer. Alarmiert werden die „Gelben Engel" der Lüfte über die nächstgelegene Rettungsleitstelle.

Das kann der Rettungshubschrauber

- Der wesentlichste Vorteil des Rettungshubschraubers: Er bringt den Notarzt/Rettungsassistenten auf schnellstem Weg zum Verletzten. Das ist besonders wichtig, weil die Zeitersparnis in vielen Fällen über Leben und Tod entscheidet.
- Der Hubschrauber ist mit allem ausgerüstet, was der Arzt zur Notfallbehandlung braucht. Er bietet Raum für zwei Patienten und kann sie in kürzester Zeit in Spezialkliniken transportieren.

- Der Rettungshubschrauber fliegt ruhig und vibrationsfrei; die ärztliche Behandlung wird während des Fluges fortgesetzt, sodass für den Patienten kein Transportrisiko besteht.

Auch diese Aufgaben erfüllt der Rettungshubschrauber

- Er bringt medizinisch erstversorgte Patienten aus einem Krankenhaus in ein anderes, falls es für die Endbehandlung besser geeignet ist.
- Er transportiert Arzneimittel, Blutkonserven, medizinisches Gerät oder Organe für Transplantationen.
- Er hilft bei der Suche nach Vermissten, z. B. über Seen oder auch im Gebirge.

Wer zahlt den Hubschraubereinsatz?

Wenn der Rettungshubschrauber über die örtlich zuständigen Rettungsleitstellen angefordert und eingesetzt wird, entstehen weder dem Patienten noch dem Alarmierenden Kosten. Die ärztliche Erstversorgung und den Patiententransport zahlen die Krankenkassen. Die Einsatzkosten werden direkt mit den Sozialversicherungsträgern abgerechnet.

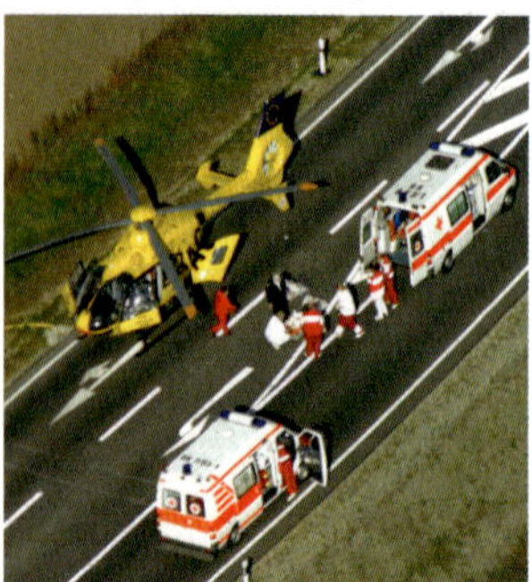

Der ADAC Ambulance Service

Der Krankenrücktransport

Seit über dreißig Jahren organisiert der ADAC Ambulance Service in München Rückholungen von erkrankten oder verunfallten Reisenden aus dem Ausland. Rund um die Uhr nehmen die spezialisierten Mitarbeiter Meldungen aus der ganzen Welt entgegen.

Während die ADAC Ärzte mit den behandelnden Ärzten vor Ort die medizinische Situation klären, werden Patienten und deren Angehörige in dieser Ausnahmesituation individuell betreut und unterstützt.

Sobald eine Verlegung absehbar ist, entscheiden die ADAC Ärzte über die geeignete Transportart. Die Bandbreite reicht dabei vom Transport mit ADAC-eigenen Ambulanzflugzeugen, die auch für Intensivtransporte eingesetzt werden können, über Linien- und Charterflüge bis hin zu Krankenwagen und Pkw.

Ein hoch qualifiziertes Begleitpersonal mit Medizinern aller Fachrichtungen und Rettungsassistenten garantiert die optimale Versorgung während des Transports.

Um eine lückenlose Betreuung zu sichern, organisiert der ADAC Ambulance Service die Aufnahme im gewünschten und für die Weiterbehandlung geeigneten Krankenhaus am Heimatort.

Auch den Angehörigen hilft der ADAC Ambulance Service bei der Heimreise: mit Hotel- und Flugbuchungen, Gepäckversand und Rat bei allen auftauchenden Problemen.

Weitere Leistungen

- Ein ADAC-Betreuer begleitet Kinder nach Hause, wenn das den Eltern oder Mitreisenden nicht mehr möglich ist.
- Fahrzeuge werden innerhalb Europas zurückgeholt – wenn nötig, durch einen Ersatzfahrer.
- Notwendige und verschreibungspflichtige Medikamente, die im Reiseland nicht erhältlich sind, schickt der ADAC Ambulance Service so schnell wie möglich zum Patienten.
- Experten des ADAC Ambulance Service geben umfassende Informationen zu reisemedizinischen Fragen wie Impfbestimmungen und -empfehlungen, deutsch- oder englischsprachige Ärzte und Krankenhäuser im Reisegebiet sowie Spezialkliniken und Fachärzte für Tropenmedizin.

Wichtige Adressen und Telefonnummern

Notruf in Deutschland

Polizei 110
Rettungsdienst 112 (in manchen Regionen noch 192 22)
Feuerwehr 112
Giftnotrufzentrale 030/192 40

Erste-Hilfe-Kurse

Arbeiter-Samariter-Bund Deutschland e.V.
ASB-Bundesgeschäftsstelle
Sülzburgstr. 140
50937 Köln
Tel. 0221/47605-0 / Fax 0221/47605-288
www.asb.de

Deutsche Lebens-Rettungs-Gesellschaft e.V. (DLRG)
Präsidium/Bundesgeschäftsstelle
Im Niedernfeld 2
31542 Bad Nenndorf
Tel. 05723-95 50 / Fax 05723-95 55 19
E-Mail: info@DLRG.de
www.dlrg.de

Deutsche Rote Kreuz e.V.
DRK Generalsekretariat
Carstennstr. 58
D-12205 Berlin
Tel. 030/85404-0 / Fax 030/85404-450
E-Mail: drk@drk.de
www.drk.de

Johanniter-Unfall-Hilfe e.V.
Bundesgeschäftsstelle
Lützowstr. 94
10785 Berlin
Tel. 0180-510 11 99 (0,14 Euro/Min.)
www.johanniter.de

Deutsche Malteser GmbH
Kalker Hauptstraße 22-24
51103 Köln
Tel. 0221/98 22-01 / Fax 0221/98 22-399
E-Mail: malteser@maltanet.de
www.malteser.de

Persönliche Rufnummern

Ärztlicher Notdienst ....

Nächstes Krankenhaus ....

Apotheke ....

Hausarzt

Name: ....
Adresse: ....
Telefon: ....
Sprechstunde: ....

Kinderarzt

Name: ....
Adresse: ....
Telefon: ....
Sprechstunde: ....

Zahnarzt

Name: ....
Adresse: ....
Telefon: ....
Sprechstunde: ....

Informationen bei einer Notfallmeldung

Wer **meldet den Unfall?**

Nennen Sie Ihren Namen und Ihre Rückrufnummer. So ist gewährleistet, dass bei einem Abbruch der Verbindung die Rettungsleitstelle erneut Kontakt zu Ihnen aufnehmen kann.

Wo **ist der Unfall oder das Ereignis passiert?**

Bitte machen Sie möglichst genaue Angaben zum Ort, zur Straße (wenn möglich mit Hausnummer und Stockwerk). Gegebenenfalls können Sie auch einen markanten Punkt benennen, der Ihnen auffällt.

Was **ist geschehen?**

Beschreiben Sie die Notfallsituation, damit sich die Leitstelle ein Bild über das Ereignis machen kann.

Wie viele Personen sind betroffen?

Dadurch kann die Rettungsleitstelle abschätzen, wie viele Einsatzkräfte am Einsatzort benötigt werden.

Welche Verletzungen oder Erkrankungen liegen vor?

Nennen Sie hier Verletzungen oder Krankheitszustände, die Ihnen aufgefallen sind, z. B. Bewusstlosigkeit, starke Blutungen, Schreie oder auch, dass Personen eingeklemmt sind.

Warten Sie auf Rückfragen durch die Rettungsleitstelle!

Legen Sie erst auf, wenn die Rettungsleitstelle den Anruf beendet hat.